Bärbel Mamerow

Finde Deine Macht

Alte Mental- und Heiltechniken neu angewandt

Es ist die Haftung des Verfassers für Personen-, Sach- und Vermögensschäden, die durch Nachahmung entstehen, ausgeschlossen.

IMPRESSUM

HERAUSGEBER:
DIPL.-ING. OEC. BÄRBEL MAMEROW
LEITERIN ZENTRUM FÜR NEUE
TRADITIONELLE HEILTECHNIKEN

REDAKTION & GESTALTUNG: BÄRBEL MAMEROW

BILDNACHWEIS: DIE BILDER AUF DEN SEITEN 3 UND 157 SOWIE DAS COVER SIND KI REGENERIERT VON BÄRBEL MAMEROW. DAS BILD AUF SEITE 152 WURDE KÄUFLICH ERWORBEN VON ISTOCK.
ALLE ANDEREN SKIZZEN UND BILDER WURDEN ERSTELLT VON BÄRBEL MAMEROW.

DRUCKEREI VIA AMAZON MEDIA EU S.À R.L., 5 RUE PLAETIS, L-2338, LUXEMBOURG

HERAUSGEGEBEN 2024
ISBN 9798333044365

BESUCHEN SIE MEINE HOMEPAGE:
www.seminarzentrum-traditionelle-heiltechniken.de

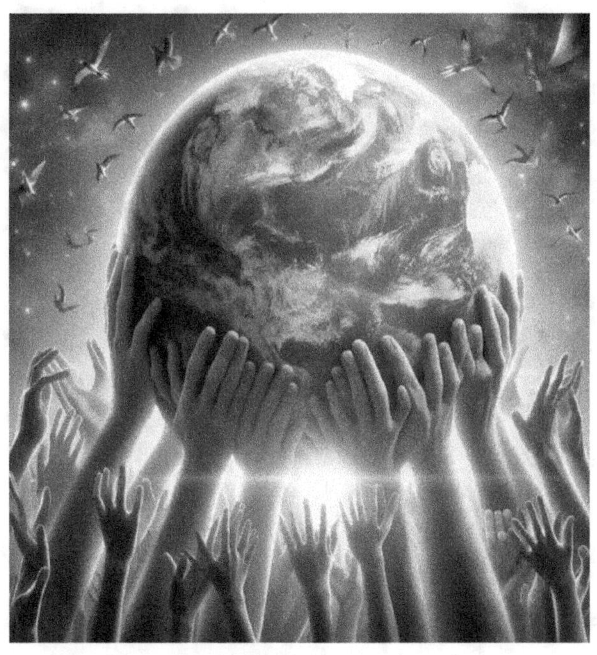

"*Verbunden mit dem Göttlichen,*
durchdrungen von bedingungsloser Liebe,
gebe ich mich mir selbst.
Wenn ich die Kräfte des Universums aufnehme, sind
meine Beweggründe Liebe und Harmonie, damit ich von
Verständnis genährt werde und die, deren Existenz ich
berühre, ebenfalls Segen dadurch erfahre."

Der Name des Buches, in dem diese Worte in ähnlicher Form standen, ist mir nicht mehr bekannt.

Dieses Buch soll eine Anleitung für alle sein, die sich noch jung genug fühlen, Neues erleben und erfahren zu wollen.

INHALTSVERZEICHNIS

- Wie erkenne ich mich als Ganzes?
- Was ist unsere Seele?
- Wo sitzt unsere Seele?
- Woher kommt sie, und warum ist sie da?
- Welche Erfahrungen will meine Seele machen?

- Alles ist Energie, die sich in Schwingung befindet, und ist geistig
- Alles ist Leben, hat eine Seele und ist miteinander verbunden
- Energie- und Erinnerungsspeicher des Menschen und die Verbindung zu parallelen Realitäten

- Genetische Linie
- Jetziges Leben
- Seele

Erlebnisberichte................187

Einleitung

Die Welt beginnt sich zu verändern. Kriege, Wirtschaftskrisen, Naturkatastrophen sind zu unserem Alltag geworden. Immer größer wird die Kluft zwischen Arm und Reich. Eine Polarisierung erfolgt. Es ist an der Zeit, unsere Lebenskonzepte zu überdenken. In der westlich orientierten Kultur zerfallen die Familien. Immer mehr Menschen sind im Alter allein, nicht mehr eingebunden in die Familien, abgeschoben in Altenheime. Wo bleibt ihre Aufgabe der Weiterleitung des im Leben erworbenen Wissens, so wie es im Kreislauf des Lebens vorgesehen ist? Wer lehrt die Jugend Werte, wie Achtung vor der Natur, vor dem Leben? An welchen Werten orientiert sich unsere Jugend ohne die helfende und schützende Hand des Familienverbundes?

Früher waren die Frauen für die Familie verantwortlich. Nicht nur für das Essen, den Wohnraum, sondern sie kümmerten sich auch um die energetische Gesundheit. Sie verfügten über altes Wissen, was leider in Vergessenheit geraten ist. In der heutigen Zeit ist es notwendig, dieses Wissen wieder anzuwenden, um uns selbst, der Familie, der Gesellschaft und der Erde zu helfen.

In der Schule hat man uns gelehrt, dass die kleinste Zelle der Gesellschaft die Familie ist und dass das Ganze nur so gut ist wie die kleinste Einheit. Wie sieht es heute mit der Familie in Deutschland aus?

Die Achtung vor den Großeltern, den älteren Menschen, ihren Erfahrungen wird immer geringer. Im alten Rom kannte man kein Altersheim, ältere Menschen hatten ihren festen Platz in der Familie. Und heute? Wir beschweren uns über zu hohe Pflegekosten für ältere Menschen, die nur entstehen, weil wir in der schnelllebigen Gesellschaft, die von uns Mobilität verlangt, keinen Platz mehr für die finden, denen wir eigentlich unser Leben verdanken.

Spannungen wegen Geldsorgen, Überbelastung im Alltag wirken sich auf unsere Kinder aus. Was lehren wir sie? Was für ein Leben leben wir ihnen vor?

Wir beschweren uns darüber, dass Politiker keine Visionen für das Land mehr haben und in erster Linie an sich selbst denken, das Volk für unmündig halten und es nicht über grundlegende Fragen abstimmen lassen. Vergessen wir nicht, wir haben sie gewählt? Jedes Volk hat die Regierung, die es verdient.

Haben wir keine Besseren? Ist unsere Gesellschaft soweit?

Wie wollen wir Liebe und Harmonie in die Gesellschaft tragen, wenn uns das nicht mal in unserer Familie gelingt? Warum haben wir unsere Kinder nicht in Achtung der Werte erzogen?

Wir haben diese Gesellschaft zugelassen, wir sind ein Teil von ihr, und nur wir können sie ändern.

Das Wissen über Zusammenhänge, Methoden zur Veränderung unseres Lebens, die unsere Ahnen kannten, können uns dabei helfen. Wenden wir sie wieder an. Wer sie ausprobiert, wird sehen, was mit ihm körperlich und in seinem Umfeld passiert.

Ich will nichts versprechen, versucht es selbst.

Unsere Zukunft liegt in unseren Händen. Auf dem Weg dahin finden wir die Unterstützung, um die wir entsprechend unserer Glaubensrichtung bitten. Doch die eigentliche Kraft ruht in uns. Die können wir nicht im Außen, sondern nur in uns selbst finden, genauso wie wir nur das, was wir sind, nach außen tragen können. Sieh das Schöne in Dir, trage es nach außen, indem Du eine heile Welt schaffst, pflege sie und gebe sie an Deine Kinder weiter.

Wie können wir Frauen das? Indem wir wieder lernen, die Blockaden, die man untereinander in der Familie aufgebaut hat zu löschen und uns so die Möglichkeit geben, miteinander zu reden, gemeinsam Wege zur Lösung der Probleme zu finden.

Indem wir unsere Energiekreise und die Energiekreise der Mitglieder unserer Familie reinigen. Durch diese Reinigung verändert sich das Leben, verändert sich die Familie, verändert sich unsere Gesellschaft. Setzen wir neue Visionen, die Vision von einer Welt, in der unsere Traditionen geehrt werden, in der wir die Herren im Haus sind und nicht der Gast über uns bestimmt. Wählen wir Menschen als Führer, die Visionen der Entwicklung Deutschlands, basierend auf unseren Traditionen nach dem Willen der Bevölkerung wahr werden lassen und Volksentscheide akzeptieren. Fangen wir an.

Vom Materialisten
zu einer anderen Sicht der Welt:

Mein erstes schamanisches Seminar

Ich war 50 Jahre geworden. Männer gelten dann als reif und interessant, Frauen als alt.

Hatte schon viel erlebt. War verheiratet, hatte zwei Kinder. Langweilig waren die Jahre nicht, aber was kommt jetzt? Soll mein Leben so weitergehen? Irgendetwas in mir schrie: Nein. Die Kinder studierten, mein Mann steckte in einer Umschulung, und ich machte jeden Tag meinen Job und saß abends allein. Das kann es nicht gewesen sein.

Durch meinen Job musste ich immer genau überlegen, was ich tat, konnte nie so sein, wie ich wirklich bin.

Man beginnt, eine Maske aufzusetzen für die Umwelt, und die Seele schreit.

Das geht so weit, dass man nur noch das Gefühl hat, eingesperrt zu sein und sich sagt, wozu das alles?

Nach der Arbeit blieb wenig Zeit, dann greift man schnell nach einer Flasche Rotwein – um abzuschalten, wie man sich einredet. Eigentlich aber, um der Sinnlosigkeit des Alltags zu entgehen.

Auf diese Art und Weise hatte ich es auf 115 kg gebracht. Wenn ich mich ansah, war ich entsetzt. Ich hatte aber auch nicht die Kraft und den Mut, aus dieser Situation auszubrechen.

Ich wollte einfach mal raus, mal andere Menschen sehen, lachen, Spaß haben.

Wenn mir jemand damals gesagt hätte, dass ich mich mit Heiltechniken, u. a. mit schamanischen Techniken, Schwingungen, Kristallen und vielem mehr, beschäftigen würde, hätte ich gelacht und erklärt, er gehöre in die Psychiatrie.

Ich stand mit beiden Beinen im Leben und hielt von solchem Humbug nichts. Nur psychisch labile Menschen können auf solche Sachen wie Engel, geistige Wesen hereinfallen, ich nicht.

Das war meine feste Überzeugung. Aber es kam anders.

Da geschah etwas Eigenartiges. Ich bat meine Vorfahren um Hilfe, dies wiederholt, abends wenn ich im Bett lag. Warum, wenn man doch gar nicht an so etwas glaubt? Das kann ich auch heute noch nicht sagen. Es konnte ja nicht schaden, und es bekam ja keiner mit.

Ich versuchte es einfach. Von da an nahm mein Leben einen anderen Verlauf.

Ich wollte einen Lehrgang zu Runen besuchen, ein kleines Hobby von mir.

Seit über zehn Jahren war ich zu diesem Zeitpunkt nicht mehr weggekommen, da wir noch eine kleine Vermietung betrieben. Sommerurlaub war tabu. Diesmal wollte ich einfach mal raus. Keiner aus meiner Familie glaubte richtig daran, dass ich wirklich fahren würde.

Was passierte? Der Lehrgang wurde abgesagt. Wütend suchte ich im Internet für den ausgewählten Zeitraum nach einer Alternative. Immer die Worte meiner Kinder im Kopf: „Du fährst ja doch nicht".

Da: Es wurde ein Kursus „Energetische Heilung" in den Niederlanden angeboten. Am Institut für energetische Heilung – na ja, es könnte ja was dran sein. Aber wichtig war nur eines: Ich kann raus!

Dann man los. In die Niederlande ist es von Mecklenburg aus ein weiter Weg.

Was braucht man? Ich habe noch nie an so einem Seminar teilgenommen und keine Vorstellungen, was mich erwartet.

Alles, was nötig war, in den Koffer. Nur was ist nötig? Es hieß: passende Garderobe. Nur, was versteht man darunter? Besser, was verstehe ich darunter?

Ein paar flache Schuhe kaufen, nur welche?

Frauen und Schuhe sind ein Drama, Schuhe und ich sind die Potenz. Wie ich es schaffte, den Koffer mit aus meiner Sicht passenden Kleidungsstücken zu füllen, weiß ich nicht. Aber irgendwie habe ich es hinbekommen. Also los, erstmal eine Hose von Gerry Weber – elegant, dazu flache Schuhe? Müsste man erstmal haben. Hohe Absätze lassen mich etwas schlanker aussehen. Langes, ärmelloses schwarzes Kleid, Schwarz macht schlank. Was ist da passend? Im Allgemeinen trage ich Kostüme, die Jacken kaschieren die Fettrollen etwas, aber es war Sommer. Eigentlich hatte ich nichts zum Anziehen.

Heute, einige Jahre später, treibt es mir immer noch die Röte in das Gesicht. Schamesröte, ich hatte mich einfach falsch angezogen. Unpassender ging es nicht.

Schwarze Hose, schwarze Seidenbluse, hell rosa Jackett, schwarze Pumps – ich sah aus, als ob ich in ein Managementseminar gehen würde. Ach, ich habe noch vergessen, meinen Schmuck zu erwähnen: riesiger Goldring mit klobigem, grünem Stein, zwei Zentimeter breite Modekette in Goldfarbe. Unpassender ging es einfach nicht.

Aber ich fand mich schick.

Das Schulungsobjekt war ein ehemaliges Kirchengelände, es ähnelte einer Burg mit einem großen Park. Das nahm ich aber erst später wahr.

Bei der Anreise wurden wir in Zimmer aufgeteilt und mussten eine Erklärung unterschreiben – dass alles, was passiert, auf eigene Verantwortung geschehen würde. Was soll hier schon geschehen? Die Umgebung war mir noch gar nicht richtig bewusst geworden, da ich mich nur auf meine Schuhe und den Weg konzentrierte. Der Platz hatte eine Pflasterung, die für meine hohen Schuhe nicht ganz so geeignet war. Wie überwindet man mit spitzen Zwölf-Zentimeter-Pumps einen Weg mit Kopfsteinpflaster? Es gab keinen anderen Pfad.

Egal, irgendwie habe ich es geschafft.

Wo ist mein Zimmer? Eine Etage hoch… Die deutsche Gewerbeaufsicht hätte die Treppe nie freigegeben, ein schmaler Gang erwartete mich. Aber endlich war auch diese Hürde genommen.

Solche Doppelstockbetten hatte ich zum letzten Mal in meiner Studienzeit gesehen. Da war mein Gewicht aber ein anderes. Ich lag unten. Wo ist mein Schrank? Ich schaute mich um, hatte ich doch schon mit dem ersten Blick festgestellt, da ist kein Schrank vorhanden. Wohin mit der Garderobe? Einfach im Koffer lassen!

So spartanisch hatte ich mir das nicht vorgestellt. Ich hätte eigentlich vorgewarnt sein müssen, da im Internet darauf hingewiesen worden war.

So, jetzt sollte es losgehen. Wir trafen uns in einer ehemaligen Kapelle. 51 Personen aus allen Teilen der Welt – USA, Österreich, Deutschland – setzten sich im Kreis hin.

Ein junger Mann saß etwas exponiert. Jeanshose, blaues T-Shirt, ordentlicher Haarschnitt, Socken und Sandalen rundeten das Bild ab. Wer soll das sein? Der Martin, der Lehrgangsleiter? So ein junger Mann, der mir höchstens wie Mitte 30 erschien, der fast mein Sohn sein könnte? Was kann der uns schon beibringen? Ich hatte eine etwas ältere seriöser wirkende Persönlichkeit erwartet. Alle anderen sahen ihn ehrfurchtsvoll an.

Ich saß garderobenmäßig sowieso wie Falschgeld unter einer Gruppe sehr naturbelassen gekleideter Menschen.

Jeder wurde gefragt, warum er da sei. Sie berichteten davon, das Buch von Martin gelesen zu haben (Hat der ein Buch geschrieben, fragte ich mich? Ich hatte den Namen noch nie gehört. Ein Heiler, der?)

Als ich dran war, sagte ich nur: „Ich will eine Woche Spaß haben". Alle lachten, ich war ehrlich.

Ich war wohl die einzige, die nicht wusste, was auf sie zukam und die den Namen Martin Brune noch nie gehört hatte.

Er erklärte den Teilnehmern, dass er jeden von uns in den fünf Tagen noch heulen sehen würde. Ich dachte nur, der spinnt! Wo bin ich hier hingeraten?

Die Lektüre für diese fünf Tage bestand aus zwei Seiten Papier, und dann ging es los.

Man erklärte uns, dass die Schamanen ebenso wie die Ärzte immer erst einen heiligen Raum aufmachen, in dem sie arbeiten, also einen Raum wie ein steriler Operationssaal – das war noch zu verstehen.

Dass wir sieben Energiekreise (Chakren) entlang der Wirbelsäule haben, hatte ich auch schon irgendwo gelesen.

Dass diese Energiekreise in direkter Verbindung zu unseren Organen und unserer Psyche stehen, war auch noch einleuchtend.

Die Veränderung der Pendelschwingung in Abhängigkeit von unseren Gedanken und Gefühlen, die er an einem vor ihm liegenden Teilnehmer demonstrierte, war ebenfalls okay.

Aber als wir uns dann hinsetzten und in unserem ersten Energiekreis (Wurzel-Chakra) eine Schlange sehen sollten, kam ich mir etwas doof vor.

Also, ich habe da eine Schlange, und die soll ich sehen? Wir nahmen eine Rassel in die rechte Hand und rasselten immer im gleichen Rhythmus – bestimmt über eine Stunde lang, ich sah meine Schlange immer noch nicht.

Am zweiten Tag sollten wir unsere Schlange (die ich immer noch nicht sah) zur Schlange der Person, die vor uns lag, schicken, damit die uns sagt, wie es ihr geht. Der spinnt. Also rasselte ich wieder. Mit einmal sah ich eine Giftschlange! Das soll meine sein? Die kann ich doch zu keinem schicken, die beißt!

Heute weiß ich, das Rasseln bewirkt, dass unsere rechte und linke Gehirnhälfte immer mehr im Gleichklang schwingen.

Hurra, meine Schlange war da! Dass meine eine Giftschlange war, sah keiner im Seminar als Problem an. Na, dann mal weiter.

Wir sollten erlernen, dunkle Energie aus dem Energiekreis zu entfernen. Mit einmal begannen die ersten zu heulen. Die spinnen, wie kann man vor allen einen Heulkrampf kriegen? Die sind gestört!

Trotzdem, ich merkte, als man an mir arbeitete, dass sich etwas veränderte, irgendwie fühlte ich mich leichter. Am letzten Tag war es bei mir soweit. Bei einer Reinigung brachen alle Dämme, ich heulte wie ein Schlosshund. Und es tat gut, es befreite. Man sagte mir, dass man schon geglaubt hätte, die Nuss nie mehr zu knacken.

Wenn man beginnt zu erwachen und keiner einem erklärt, was da mit einem passiert, bekommt man Angst, maßlose Angst.

Ich war von meinem Basiskurs aus Venlo zurück, gerade war meine Weltanschauung zusammengebrochen. Zwei Monate später spürte ich immer noch Energie. Irgendwas war an meinem Körper, berührte mich an der Schulter, wirkte in mir. Ich merkte es, und die Angst breitete sich aus.

Wer will da was von mir? Manchmal tat die Energie auch weh, körperliche Beschwerden, Rückenschmerzen, traten auf. Was war das? Und unsere alten Verhaltensmuster schrien: Gefahr! Was weh tut, muss schlecht sein. Wer oder was macht da was mit mir?

In der Nacht verkürzte sich der Schlaf. Um 3 Uhr war ich wach und hatte ständig das Gefühl, etwas ist um mich. Nur was?

Vor Verzweiflung griff ich zum Rotwein. Der half nur zeitweise.

Wenn das nicht hilft, dann kämpfen! Ich hatte mich so nebenbei mit Runentechniken befasst, aber nur oberflächlich zur Heilung. Jetzt wollte ich wissen, wie man diese Techniken zum Schutz einsetzt.

Heute weiß ich, es wollte keiner etwas von mir. Es war nur meine Energie, die begann frei zu fließen. Nur ich hatte keinen, der mir das erklärte. Und so kam die Angst vor dem Unbekannten. Fazit des Ganzen: Wir erzeugen unsere Ängste alleine, nichts ist gut oder böse, wir machen es dazu.

Ob wir etwas als Katastrophe oder als Chance sehen, liegt somit an uns.

Ich hoffe, dieses Buch ist eine Chance, auch für Dich, der Du Dich an die Materie herantastest, tiefer einzusteigen und sie Dir zum Nutzen zu machen… Was sie für mich wurde und mich mit der Zeit gelehrt hat, will ich auf den nächsten Seiten weitergeben.

<u>**Wer bin ich?**</u>

Wenn wir unsere Welt betrachten, ist die Frage: Aus welchem Blickwinkel, durch welche durch unsere Gesellschaft geprägte Brille schaue ich? Was ist meine Brille – die Glaubensgrundsätze, die mir seit meiner Kindheit eingeprägt wurden, die mich etwas als gut oder schlecht empfinden lassen? Achtung oder Verachtung des Lebens, Liebe oder Hass, Anerkennung oder Ablehnung? Es ist immer unsere persönliche Sicht auf ein Ereignis, das es zu einer Chance oder einer Katastrophe für unsere Gefühle werden lässt.

Ich kann nur meine Sicht der Welt darstellen. Wie Deine wird, darfst Du entscheiden.

Wer bin ich, und was bleibt von mir?

- **Wie erkenne ich mich aber als Ganzes?**

Ich erkannte mich als Einheit von Körper, Geist und Seele, eingebettet in ein System, das größer ist als alles, was wir zu erkennen vermögen. Ich lebe mit dem Wissen, dass die Erde ein lebendiges Wesen ist, das wir lieben, achten und ehren sollen. Aus dem wir unseren Körper bilden, der dann, nachdem er unserer Seele als Fahrzeug gedient hat, zurückgeht zur Mutter Erde, in seine Bestandteile zerfällt und sich wieder einbindet in den Zyklus des Werdens und Vergehens und des neuen Werdens.

Da ich materialistisch erzogen wurde, hat man mich gelehrt: Erst war die Materie, dann der Geist, also erst das Gehirn, dann das Denken. Es gibt nur dieses eine Leben. Und was beständig ist, sind unsere Taten, mit denen wir den Menschen in Erinnerung bleiben.

Es ist zwar Antrieb, sein Leben effektiv zu gestalten, denn wir haben nur eines. Gleichzeitig sagt es aber auch, es ist sowieso alles zu Ende, nichts bleibt, also kann ich mich so benehmen, wie ich will. Doch wer erinnert sich an mich?

Meine Kinder, meine Enkelkinder, und was dann? Man wird einfach vergessen. Das erzeugt bei vielen alten Menschen einfach nur Hoffnungslosigkeit. Viele materialistisch erzogene Menschen haben somit auch Angst vor dem Tod, vor dem Nichts, vor der Auflösung. Wer kann es ihnen verdenken. Jeder Materialist sollte sich eine einfache Frage stellen: Wo bleibt die Lebensenergie, da nach dem Energieerhaltungssatz Energie nur umgewandelt, aber nicht erzeugt werden oder verloren gehen kann?

Demgegenüber wird innerhalb der Kirche – sei es katholisch oder evangelisch – davon ausgegangen, dass Gott durch sein Wort die Welt schuf (Gott sprach: Es werde Licht, und es ward Licht). Also dominierte der Geist vor der Materie. Der christliche Glaube gibt den Menschen aber Hoffnung, die Hoffnung, dass etwas nach dem Leben bleibt: die Seele. Und dass diese Seele, entsprechend der Taten auf der Erde, zur Belohnung in den Himmel oder in die Hölle kommt. Also, dass die Taten hier auf der Erde auch noch Auswirkung über den Tod hinaus haben.

Auch im Buddhismus, ISLAM, Hinduismus usw. hat der Mensch eine Seele, die aber immer wieder geboren wird und in einem ständigen Kreislauf von Tod und Wiedergeburt eingebunden ist. Ziel dieser Entwicklung ist dabei die ständige Vervollkommnung der Seele und ihr Aufstieg, ihre Vereinigung mit der Quelle, aus der sie dereinst entstand und mit der sie ständig verbunden ist und zu der sie irgendwann zurück strebt.

Alle Religionen sehen den Körper, den Geist und die Seele als eine Einheit an.

All diese Lehren (außer dem Materialismus) gehen davon aus, dass die Seele auf der Erde ist, um zu lernen und dass die Seele nach dem Tod weiterlebt. Dass sie der unvergängliche Teil von uns ist.

Wo also bleibt die Lebensenergie?

Den Körper sehe und fühle ich. Ich sehe meine Hände, Füße, Bauch usw. Ich bin also da.

Im Spiegel sehe ich mich als eine Form mit zwei Armen, Beinen, einem Kopf und einem Rumpf usw. Dass dieser Körper sich aus Muskeln, Sehnen und Organen zusammensetzt, hat man uns in der Schule beigebracht. Und dass Blut in meinen Adern fließt, kommt mir spätestens, wenn ich mich verletze, zu Bewusstsein. Also ist für mich der Körper etwas, was ich als Realität empfinde. Wie entsteht dieser Körper? Dadurch, dass sich zwei Menschen vereinigen und ihre Gene weitergeben. Aber was enthalten die Gene? Die Wissenschaft sagt, den Bauplan unseres Körpers. Aber sie enthalten noch viel mehr. Alle Emotionen, Gefühle, Ängste, die die beteiligten Eltern bis zum Zeitpunkt der Zeugung hatten, sind gespeichert und werden so an die nächste Generation weitergegeben. Es belasten uns Dinge, die nicht aus diesem Leben stammen, darauf wird an anderer Stelle noch eingegangen.

Den Geist sehe ich als mein Ich-Bewusstsein an.

Was ist der Geist, und wie entsteht er? Wenn wir davon ausgehen, dass wir jungfräulich, d. h. ohne Wissen auf die Welt kommen, dann ist unser Geist zum Zeitpunkt der Geburt wie ein weißes Blatt Papier, das beschrieben werden will. Wie ein Computer, dessen Festplatte noch leer ist, ohne Programme und Speicherung von Daten.

Bereits mit dem ersten Schrei beginnen wir, dieses Blatt, diese Festplatte zu füllen. Womit? Mit unseren Eindrücken, Gefühlen, die wir speichern. Das Kind empfindet, wenn die Mutter es an das Herz drückt, Geborgenheit, Sicherheit, Liebe. Es lacht, wenn es zufrieden ist. Und es beginnt zu begreifen, dass, wenn es weint, jemand kommt, dass seine Einsamkeit vertreibt, ihm hilft, seine kleinen Probleme – wie den nassen Po – zu klären.

Wir speichern also Gefühle und Eindrücke und beginnen, die Welt um uns herum wahrzunehmen. Nur, wie erkennen wir uns selbst? Wir sehen unseren Körper im Spiegel. Und wie der Spiegel uns das Bild unseres Körpers zeigt, zeigt unsere Umwelt uns unser Bild. Wer sind wir? Was sind wir?

Wertungen der Eltern, wie: Du bist dumm, Du bist dick, werden auf unserer Festplatte gespeichert, die unser Unterbewusstsein ist. Wir nehmen Informationen auf und beginnen, uns im Spiegel der Welt selbst zu begreifen. Und irgendwann kommt der Tag, an dem wir diesen Spiegel verinnerlichen. Das heißt, wir sagen: „ICH BIN".

Ich bin arm, ich bin hässlich, ich bin dick, ich bin dumm, ich bin krank.

Dann beginnen sich, eigene Programme in unserem Bewusstsein zu verselbständigen. Wenn uns unser Unterbewusstsein immer sagt: Du bist feige, wie kann ich dann mutig sein? Denn 90 Prozent sind im Unterbewusstsein wie auf einer Festplatte gespeichert, nur zehn Prozent unserer Gedanken laufen im Tagbewusstsein.

Wenn wir an jedem Tag, zu jeder Zeit voll in unseren Erinnerungen stecken würden, könnten wir nicht arbeiten, keine neuen Erfahrungen machen. Also steuern unsere im Unterbewusstsein gespeicherten Erfahrungen, und die sich darauf aufbauenden Programme, unser Handeln im Hier und Jetzt.

Unser Geist entwirft aus gesammelten Erfahrungen, Eindrücken und Gefühlen Verhaltensmuster, die im Hintergrund ablaufen und unser tägliches Verhalten bestimmen.

Immer die gleichen Erfahrungen graben sich ins Gehirn ein, führen zu immer breiteren Schneisen, die immer tiefer werden, und von denen man immer schwerer herunterkommt.

So beschreiben viele Patienten, denen ein Glied aufgrund einer Erkrankung amputiert wurde, Schmerzen in diesem Glied. Die Erinnerung an den Schmerz hat sich tief im Gehirn eingegraben.

Das Gleiche gilt für Angewohnheiten. So hatte ich über Jahre die Angewohnheit, bei der Bäckerei immer zwei halbe Brötchen mit Eiersalat zu bestellen. Jedes Mal sagte ich mir: „Heute nicht, es ist nicht gut für deine Figur", aber es half nichts. Ich stand an der Theke und bestellte wieder das Gleiche. Es war wie verhext. Erst als ich mich entschloss, diese Angewohnheit durch eine andere zu ersetzen (Ich kaufte jetzt einen Becher frisch gepressten Orangensaft), klappte es.

Nur ist das durch die Gesellschaft geprägte, geschichtliche Ich mein wahres Ich? Nein.

Das wahre Ich ist die Energie, der Geist meiner unsterblichen Seele.

- **Was ist nun eine Seele?**

Eine Seele ist ein geistiges Wesen. Ein Wesen oder besser eine mit Bewusstsein gefüllte Energie oder bewusste Energie, die eine sich wandelnde Form hat. Sie ist wie ein kleines Kind, das voller Wissensdrang die Welt beschaut, Erfahrungen machen und sich so weiterentwickeln will.

Die Form der Seele wird in der Literatur unterschiedlich beschrieben. In den meisten Fällen sieht man die Seele in derselben Form des Verstorbenen, nur manchmal eine jüngere Version.

So beschrieb Michaela Z., bei der die Gabe, Verstorbene zu sehen, seit Generationen in der Familie vorhanden war, dass – wenn in ihrem Umkreis Menschen sterben – diese zu ihr kommen und ihr noch Hinweise für die Hinterbliebenen geben. Manchmal wurden die Hinterbliebenen erst durch ihren Anruf über den Tod der geliebten Person informiert. Dabei sieht sie die Personen so, wie sie zum Zeitpunkt des Todes aussahen, auch mit derselben Kleidung.

Ich empfinde die Form, in der sich die Seele zeigt, als wandelbar. Die Seele zeigt sich uns in einer Art und Weise, die wir verstehen. Ich sah meine Seele, die aussah wie ein Licht, von dem leuchtende Fäden ausgingen, die wiederum unterschiedliche Formen annehmen können. Die Beschreibung einer sich bewegenden Flamme, eingegrenzt durch eine unsichtbare, sich abgrenzende kugelförmige Hülle, wird aus meiner Sicht der Form am ehesten gerecht.

- **Wo sitzt unsere Seele?**

In alten Überlieferungen wurde darüber gesprochen, dass zwischen den beiden Brüsten am Brustbein sich der sogenannte Schwanenpunkt befindet. Ein Punkt, an dem sich die Seele, die als Energie den ganzen Körper durchdringt, konzentriert. Wenn wir davon ausgehen, dass wir ein physisches Herz auf unserer linken Seite haben und ein spirituelles Herz auf unserer rechten, dann liegt der Schwanenpunkt in der Mitte. An dem Ort, an dem sich die fünfte Herzkammer befindet. Eine Kammer, in deren Mitte ein heller Punkt strahlt.

Von diesem Punkt ausgehend, ist die Seele mit allen Organen verbunden. Es ist ein Teil der Seele in jedem Organ. In alten Überlieferungen ist davon die Rede, dass jedes Organ einen Körper, einen Geist und eine Seele besitzt. Das erklärt auch die psychischen Veränderungen von Personen, denen fremde Organe implantiert wurden. Sie sind Teil einer anderen Seele gewesen. Fehlen damit dem Anderen Teile seiner Seele, da nur lebende Organe, also Organe, die noch einen Seelenteil beinhalten,

transplantiert werden können? Diese Frage lasse ich im
Raum stehen.

- **Woher kommt sie, und warum ist sie da?**

Sie hat im Laufe der Jahrhunderte schon viele
Inkarnationen auf anderen Planeten und auf der Erde
durchlaufen und entsprechende Erfahrungen gesammelt,
also einen entsprechenden Entwicklungsstand erreicht. Sie
will lernen, Erfahrungen sammeln, um sich weiter zu
entwickeln.

Nun hat sie sich schon vor der Zeugung die Eltern
ausgesucht, und aus dem genetischen Material formt sie
sich den Körper. Wir konnten bisher die DNA
entschlüsseln, aber keiner fand den Steuerungscode, den
Mechanismus, der die Reihenfolge, den Ablauf des
Aufbaus des Körpers steuert.

Wer gibt wie, wann die Befehle zur Zellteilung? Wer sagt
der DNA, was sie in welcher Art und Weise
zusammensetzen soll? Ich bin überzeugt, die Seele steuert
den Bau, da sich als erstes das Herz herausbildet, der Sitz
der Seelenenergie.

Die Seele sucht sich ihre Eltern aus, wird von ihnen
angezogen. Sie sieht, wie sie leben, kennt aber ihre
genetische Struktur nicht. Es ist wie beim Autokauf, man
weiß nicht, was sich unter der Motorhaube verbirgt.

Wir bringen über unsere Gene nicht nur das Grundmaterial
unserer Zellen mit, sondern es werden auch alle anderen
in den Zellen gespeicherten Informationen übertragen, z.
B. Ängste, Gefühle, Hass, Wut. Das genetische Material
wurde nicht nur einmal benutzt. Nun sind Erinnerungen an
frühere Leben nicht nur in der Seele, sondern auch im
Energiefeld jeder einzelnen Zelle, in jedem Organ
gespeichert. Negative Erfahrungen, Flüche und
Verwünschungen aus früheren Leben, wo eine andere
Seele diese Grundbausteine für ihre Reise auf der Erde

benutzte, sind gespeichert und belasten die Reise der Seele im Hier und Jetzt.

Goethe beschrieb das mit dem Satz im „Faust": „Den faulen Pfuhl auch abzuziehen, das letzte wäre das Höchsterrungene."

Er meinte damit, das Abstreifen der belastenden Informationen aus der genetischen Linie, die uns im Hier und Jetzt hindern, unser Leben frei, nach unseren Wünschen und Vorstellungen zu gestalten.

- **Welche Erfahrungen will meine Seele machen?**

Entsprechend dem Zeitpunkt der Geburt werden seit Generationen, astrologisch bestimmt, auf die Eigenschaften eines Menschen Rückschlüsse gezogen – wobei die Einteilung in die zwölf Tierkreiszeichen mit einfließt. Die Astrologie macht für die gleichen Eigenschaften der Menschen, die zum gleichen Zeitpunkt geboren werden, Sternenkonstellationen verantwortlich.

Stellen wir uns vor: Es gibt zwölf Tore, die – entsprechend den energetisch bestimmten Sternenkonstellationen – den Seelen als Tür zur Inkarnation auf der Erde dienen.

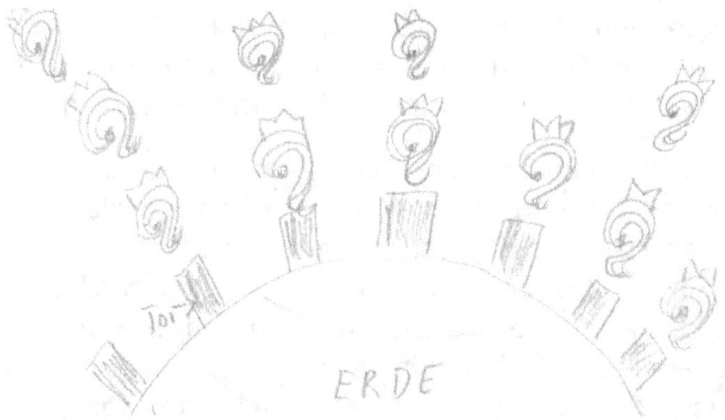

Da stehen die Seelen in der Warteschleife, um einen Körper zu finden. Dabei ist auffällig, dass Seelen, die bereits einen entsprechenden Reifegrad erreicht haben bzw. entsprechende Entwicklungsstufen durchlaufen haben, zum selben Zeitpunkt inkarnieren.

Deshalb kann man entsprechend dem Geburtsdatum auf ähnliche Eigenschaften der neu geborenen Kinder schließen.

Wenn die Seele inkarniert, geht sie durch einen Bereich des Vergessens, damit sie unvoreingenommen neue Erfahrungen sammeln kann. Nun beginnt die Reise.

Wenn man alles wüsste, würde das Spiel ja uninteressant sein. Es sollen ja neue Varianten erfahren werden, neue Entwicklungsmöglichkeiten gesucht werden. Deshalb hat auch der Mensch den freien Willen, seine Spielvariante für das Leben auszusuchen, durch tägliche neue Entscheidungen, sein Leben zu beeinflussen.

Jede Seele bringt somit, basierend auf ihrem Lehrauftrag und den bereits gemachten Erfahrungen, eine bestimmte Energie, ein bestimmtes Ziel mit in dieses Leben, eine Bestimmung.

Bevor die Seele die Spielwiese des materiellen Lebens betritt, hat sie auch die Möglichkeit, mit anderen Seelen Vereinbarungen einzugehen, um sich gegenseitig zu helfen.

Also vereinbaren sie zum Beispiel, zehn Jahre verheiratet zu sein.

Jetzt kommt der Moment, da jede Seele in einer anderen Umwelt ihre „Ich bin"-Persönlichkeit entwickelt. Zum Beispiel: Sie wollte im Bereich der Musik Erfahrungen sammeln, schaffte es aber nicht und sitzt jetzt an der Registrierkasse. Die Seele wollte also etwas, was sich aufgrund der Situation als nicht realisierbar darstellt. Was ist dabei die Folge, man fühlt sich fehl am Platz, nicht geliebt, weil man den Anforderungen der anderen nicht entspricht. Etwas, was einem in der Familie besonders deutlich gesagt und gezeigt wird. Man zieht sich zurück, viele suchen eine Ersatzdroge, wie das Essen oder das Trinken, fallen durch übermäßiges Gewicht oder Alkoholmissbrauch auf. Es ist aber nur ein Hilferuf der Seele, den wir meistens nicht hören: Liebe mich, ich bin einsam.

Die Aufgabe in dieser Situation besteht eigentlich darin, den Spiegelungen der Anderen zum Trotz, innere Stärke zu entwickeln und seinen eigenen Weg zu finden, z. B. aus der Rolle des hässlichen Entchens auszutreten, selbstbewusst dem Leben ins Gesicht zu schauen und zu sagen: „Ich bin glücklich. Ich bin geliebt. Ich bin ich".

Dieses gelingt uns nur, wenn wir beginnen, die Spiegelung der Gesellschaft nicht mehr als unser Bild/unsere Realität zu akzeptieren, sondern anfangen, die Realität selbst zu erschaffen.

Nun können wir ausbrechen aus diesem Spiel der Reflektion der vorgegebenen Schablonen.

Ein Beispiel: Zwei Seelen haben geplant, zusammen zu leben und sich gegenseitig zu helfen. Beide inkarnieren in wohlhabende Kreise, lernen sich kennen und wollen gemeinsam ihre Bestimmung leben. Jetzt verarmen die Eltern des einen. Er wächst unter ganz anderen Bedingungen auf, trotzdem kommen sie zusammen, heiraten, können aber aufgrund der zu stark durch die Gesellschaft geprägte und entwickelte Individualität nicht miteinander leben. Sie können aber aufgrund der geschlossenen Vereinbarung auch nicht voneinander lassen. Sie werden unglücklich. Wer hat so etwas nicht schon erlebt? In diesem Fall kann hier auf der Erde diese Vereinbarung gelöst werden, da sie zu einem Hemmschuh der Entwicklung und nicht, wie geplant, zu einem Motor wurde. Und beide Personen können noch schöne Erfahrungen auf dieser Erde machen.

Wir sind glücklich, wenn wir unsere Bestimmung leben. Wir können aber, wenn das nicht geht, geschlossene Verträge ändern und neue Wege gehen.

So kann einer als Buchhalter froh und zufrieden sein, für den anderen ist es die Hölle. An der Arbeit an sich kann es also nicht liegen, sondern nur an unserer Betrachtungsweise der Dinge, die mit von den Erwartungen der Seele geprägt wird, denen wir aber nicht hilflos ausgeliefert sind.

Der Verlust des Jobs, den wir in der ersten Minute als eine Katastrophe empfinden, kann gleichzeitig die Chance für einen grandiosen Neuanfang in einer Richtung sein, die immer schon in uns war, die eigentlich unserer Bestimmung entspricht, die wir aber immer wieder ignoriert haben. Sei es, weil wir sagten: „Ich muss Geld verdienen, erst einen Beruf erlernen, der mich ernährt. Erst müssen meine Kinder groß sein. Erst muss ich Dieses und Jenes gemacht haben, dann kann ich machen, was mir Spaß und Freude bereitet". Wir finden immer eine Begründung, warum wir etwas nicht tun.

Mir fällt dabei die Geschichte eines Mannes ein, der sinngemäß zu seinem Lehrer sagte: „Wenn ich genug Geld verdient habe, dann werde ich Gutes tun, dann ist die Zeit".

Der Lehrer sagte: „Diese Zeit ist jetzt".

Denn wir können unsere Betrachtungsweise jederzeit ändern, unsere Glaubensgrundsätze ändern, denn sie stellen immer eine individuelle Sichtweise, eine ganz persönliche Reflektion der Ereignisse in unserem Leben dar.

Drei Frauen – Urd, Verdandi und Skuld – spinnen nach einer alten nordischen Legende am Baum der Existenz die

Fäden aus Vergangenheit, Gegenwart und Zukunft und
weben daraus ein Netz.

Wir haben somit in der Vergangenheit die Ursachen für
unsere Gegenwart gesetzt und setzen heute die Ursachen
für die Zukunft.

Der Hebräische Text, der auf dem Anhänger „Schlüssel
der Prophezeiung" eingraviert ist, lautet: „Oh Mensch,
wisse, die Zukunft ist ein offenes Buch dem, der lesen
kann. Jede Wirkung soll seine Ursache hervorbringen,
denn alle Wirkungen sind der Ursprung der ersten
Ursache. Wisse, dass die Zukunft nicht festgelegt oder
stabil ist, sondern variiert, denn die Ursache bringt die
Wirkung hervor.
Schaue nach der Ursache, die du hervorbringen sollst und
du wirst sicherlich sehen, dass alles eine Wirkung ist."
Smaragdtafel von Thoth

Wenn wir aber davon ausgehen, dass die Zeit nur die
Aneinanderreihung von Ereignissen ist und wir die Zeit nur
aufgrund der Abfolge von Ereignissen wahrnehmen und
uns dann vorstellen, die Ereignisse der Vergangenheit,
Gegenwart und Zukunft wären auf einer Linie aufgereiht,
und ich falte das Blatt, kommen sie aufeinander zu liegen,
berühren sich. Was wäre, wenn die Gegenwart die
Vergangenheit ändert und die Vergangenheit die
Gegenwart und beide die Zukunft?

Ich als Mensch erschaffe mich und die Welt. Wir als
Menschen haben unendliche Macht, wenn wir an uns
glauben, wenn wir glauben, dass alles möglich ist, reißen
wir Mauern ein. Wir sollen so, wie es Jesus lehrte, wieder
Kinder werden, wie Kinder an Wunder glauben. Denn wir
haben die Macht, mit unserem Glauben alles zu verändern.

„Mensch erkenne dich selbst…"

so ist es noch heute am Tempel der Gaya, der Mutter Erde
in Griechenland, zu lesen. Ich ergänze gerne „erkenne die

Macht Deiner Gedanken und Gefühle und lerne sie zur Schaffung Deiner Träume einzusetzen"

Energie ist Leben

- **Alles ist Energie, die sich in Schwingung befindet, und ist geistig**

Das, was wir heute als Wissenschaft bezeichnen, ist eigentlich alles nur ein Teil des Wissens der Magier und weisen Frauen der Vergangenheit.

Die Wissenschaftler stellten fest, dass nicht das Atom, nicht Neutronen und Protonen, die kleinsten Teile sind, sondern, dass dieses ein schwingender Lichtstreif-Ring ist (String Theorie).

Dass Materie also nichts anderes ist als sich eine immer mehr verlangsamende Lichtschwingung. Diese Schwingungen bilden die Kristallformen, und daraus setzt sich alles Materielle zusammen.

Auch meine Gedanken und Gefühle sind nichts anderes als Lichtschwingung. Wenn alles schwingendes Licht ist, kann ich mit Schwingung alles beeinflussen.

Wie bindet sich der Mensch in dieses Schwingungssystem ein?

Der Mensch hat um sich, in Form eines Eies, sein eigenes energetisches Schwingungsfeld, das eine Abgrenzung der inneren und äußeren Wirkungssphäre des Menschen darstellt.

Dieses Feld ist schalenförmig aufgebaut wie eine Zwiebel, wie Schichten, die den Körper des Menschen eiförmig umschließen.

Von der äußeren Schicht aus (deren Begrenzung variieren kann und die ich mit etwa 0,5 Meter vom Körper entfernt ansehe) sendet der Mensch seine Signale in die Umwelt,

die von einer Kugel, deren Durchmesser zirka 10 Meter
beträgt, verstärkt zurückgesendet wird.

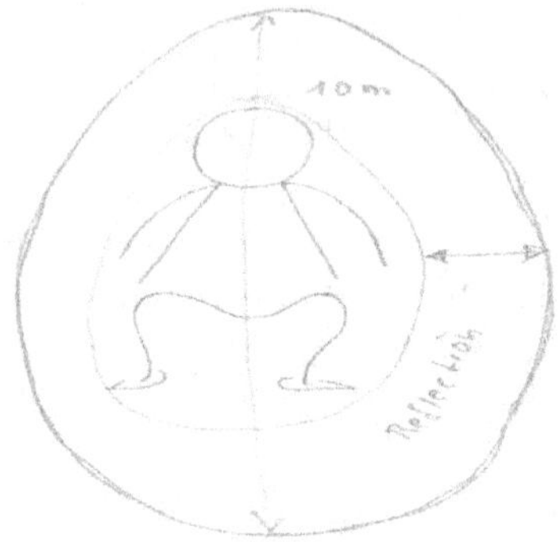

In diesem Bereich bildet der Mensch seine Realität.

Schwingungen, die ich aussende, kommen somit zu mir
zurück, nur verstärkt.

Bin ich im Fahrstuhl und lächle, lächelt bestimmt ein
anderer Fahrgast zurück. Komme ich mit wutverzerrtem
Gesicht in den Fahrstuhl, halten sich alle fern.

Welch eine Macht haben somit unsere Gedanken und
Gefühle?

- **Alles ist Leben, hat eine Seele und ist
  miteinander verbunden**

Der Stein, der Baum, die Tiere, die Menschen, die Erde,
sie alle leben und haben ein Bewusstsein.

Wenn man die Welt verstehen will, muss man begreifen,
dass alles um uns herum eine Form des Lebens darstellt.

Dass Bäume, Pflanzen und Tiere leben, verstehen wir
noch. Es ist uns in der Schule beigebracht worden, wir
sehen ihre Reaktionen.

Aber auch Steine und Kristalle sind Formen des Lebens.
Kristalle sind nicht nur als Speicher und Schmuckmedium,
sondern als lebendige Wesen zu betrachten. Wer einmal

eine Kristallmeditation gemacht hat und die Schwingungen der Kristalle und ihr Wesen spürt, dem braucht man dies nicht mehr zu beweisen.

Die buddhistische Lehre behandelt den Menschen und die Natur als Einheit. Alles wird als beseelt angesehen. Der Baum, die Pflanzen, die Tiere und die Steine. Damit befindet man sich auch im Einklang mit den Überzeugungen der INKA, der alten Religionen, der Magier, wie z. B. Paracelsus und vielen anderen, die Mutter Erde, GAIA, als lebendiges Wesen ansahen und den Menschen, die Natur, die Sterne – alles miteinander verbunden betrachteten.

Jedes Teil im Ganzen hat dabei eine Aufgabe.

Wenn wir beginnen, die Erde als lebendiges Wesen zu sehen, die Flüsse als ihr Blut, Gestein als Adern, dann müssen wir auch weitergehen und verstehen, dass dieses Wesen Energie benötigt.

Als Quelle dient das Universum, die Sonne, der Mond, die Sternengruppen anderer Galaxien?

Wie erfolgt nun dieser Energieaustausch? Den Bäumen kommt u. a. die Aufgabe zu, der Erde als Transmitter – als Mittel zum Energieaustausch mit dem Universum – zu dienen, genauso wie den Menschen.

An den Stämmen der Bäume kann man auch ohne Messinstrument mit den Händen einen Energiefluss wahrnehmen.

Dabei gibt es Bäume, die am Tag die Energie der Sonne aufnehmen und über die Wurzeln an die Erde weiterleiten, und Bäume, die nachtaktiv sind, die nachts die Energie der Erde an das Universum geben.

Nur zum Vollmond scheinen alle Bäume einheitlich, die Energie des Mondes an die Erde weiterzugeben.

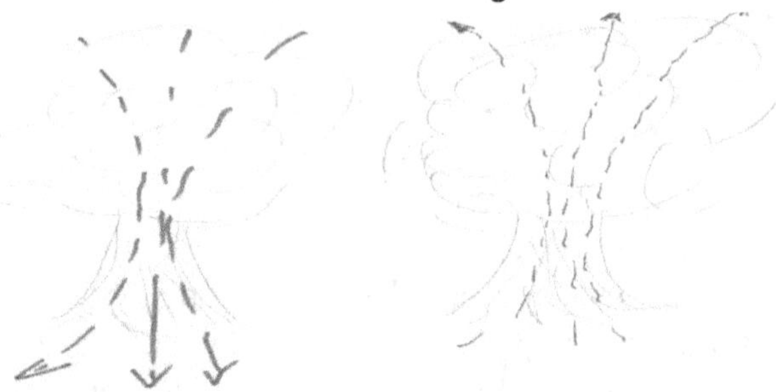

Es scheint, als wenn auch wir eine Aufgabe im Energiefluss der Erde haben. Denn genauso leiten Bäume Energie der Erde zu oder leiten Energie von der Erde ab. Die Wissenschaftler nennen diese Bäume dann Lunare oder Solare Bäume. Im Gegensatz zu den Menschen können sie zu einer Zeit nur eine Fließrichtung haben. Anders ist es beim Menschen. Der Mensch kann gleichzeitig Energie aufnehmen und abgeben.

Als die Anzahl der Menschen sich erhöhte, verringerte sich durch Rodung die Anzahl der Bäume. Hat der Mensch, ohne es zu wissen, den Platz der Bäume im Energiesystem der Erde eingenommen?

Was passiert, wenn Bäume verschwinden? Wenn sie abgeholzt werden, so wie dies in den letzten Jahren in vielen Teilen der Welt passierte? Dann muss der Mensch diese Aufgabe übernehmen.

Ob er es will oder nicht, fließt dem Menschen ständig Energie der Erde über seine Fuß-Chakren und Energie des Universums über sein Scheitel-Chakra zu. Er ist fest eingebunden in diesen kosmischen Energiefluss, kann ihn aber bewusst steuern.

Genauso wie die Bäume dient der Mensch somit als Mittler für Energie für die Erde.

Wenn wir den Menschen so wahrnehmen, beginnen wir die Wirkung der offenen Steinsärge zu verstehen, die in den Pyramiden Ägyptens und in den Wäldern und Höhlen in Deutschland gefunden wurden. In einer Vision sah ich bei Vollmond eine Frau in einem dieser sogenannten Särge liegen. Ein Energiestrahl ging durch ihren Körper zum Mond und verband ihn mit der Erde. Sie konzentrierte sich auf die Verbindung der Erde mit dem Mond durch ihr Herz-Chakra. Es sah aus, als ob sie die Energie des Mondes anzog und zur Erde leitet.

Diente dies zur Erhöhung der Fruchtbarkeit des Landes? Es gibt noch viele Fragen und keine Antworten.

Wenn ich morgens am Wasser durch den Wald ging, fiel mir eine alte Eiche auf. Ihr Alter war nicht bestimmbar, aber um ihren Stamm zu umfassen, wären gut drei ausgewachsene Personen nötig gewesen.

Jedes Mal, wenn ich mit meinem Hund vorbei ging, zuckte mein linker Daumen. Erst hielt ich es für einen Zufall, aber es ließ sich beliebig wiederholen. Ich näherte mich auf dem Weg dem Baum, und mein Daumen zuckte. Ging ich weiter, hörte es auf. Was wollte der Baum von mir?

Mit einmal kam mir ein Satz in den Sinn, der sich etwa 20 Minuten wie eine Schleife immer wieder in meinem Kopf wiederholte, ohne dass ich ihn abstreifen konnte.

„Und Runen werden wieder klingen, wenn Baumes Wipfel wieder singen,
und Baum und Mensch sind vereint, so wie dereinst zu Beginn der Zeit."

Die Ursache wurde mir erst später klar. Ich hatte mich während der Spaziergänge immer wieder mit der Frage der Aktivierung der Runenenergie durch Töne beschäftigt, und die Bäume hatten auf ihre Art geantwortet.

Also versuchte ich meinerseits eine bewusste Kontaktaufnahme.

Ich legte die Hände in Brusthöhe an den Stamm (man kann ihn auch umarmen). Dann stellte ich mir vor, aus meinen Beinen wachsen Wurzeln, und diese Wurzeln tauchten ein in eine Quelle, aus der auch der Baum seine Kraft nimmt.

Dann konzentrierte ich mich im Herzen, und ich spürte, wie die Energie meines Herzens über meine Arme, meine Hände auf den Baum überging. Ich fühlte mich eins mit dem Baum, ich war der Baum.

Die Traurigkeit, die ich mit einmal empfand, kam nicht aus mir. Ich musste weinen – Tränen, die ich nicht aufhalten konnte – seine Gefühle, die ich fühlte. Als wenn der Baum schon seit Ewigkeiten auf mich gewartet hätte.

Ich weiß nicht, wie lange ich am Baum stand, ich hatte aufgehört zu denken, spürte keine Zeit und war eins. Als ich mich trennte, indem ich meine Hände vom Baum nahm und die Wurzeln, die aus meinen Beinen ragten, zurückzog, fühlte ich mich glücklich und eigenartig beschwingt.

Der Baum, oder besser gesagt die Bäume, kommunizierten noch öfter mit mir. Die Gedankenmuster, die ich beim Gehen durch den Wald empfange, bedürfen der Energie einer großen Gruppe. Einzelne Bäume kommunizieren durch Bilder und Gefühle, die sie übermitteln. Man muss allerdings beachten, dass Bäume eine andere Geschwindigkeit haben als wir. Alles dauert etwas länger.

Man kann beim Kontakt mit den Bäumen Gefühle empfangen und austauschen, energetisch aufgeladen werden oder Fragen beantwortet bekommen. Man sollte sich also Zeit nehmen, mindestens 15 bis 20 Minuten für den ersten Kontakt.

Jeder kann den Kontakt zu den Bäumen aufnehmen, probiert es aus:

Geh in den Wald, wähle einen Baum, der Deine Aufmerksamkeit erregt oder zu dem Du Dich auf natürliche Weise hingezogen fühlst. Stelle Dich vor den Baum und lege Deine beiden Hände auf seinen Stamm. Stell Dir dabei vor, dass von Deinen Füßen aus Wurzeln wachsen, die Dich mit der gleichen Lebenskraft und Wasserquelle verbinden, die den Baum nährt. Spüre, wie Du mit dem Baum verschmilzt, während sein Energiefeld Dich umgibt und umarmt. Erlebe ein tiefes Gefühl von Frieden und ein Gefühl, endlich zu Hause zu sein. Erlaube Dir einfach zu fühlen, ohne zu denken. Die Gedanken werden ganz natürlich von selbst auftauchen. Probiere es aus und überzeuge Dich selbst. Wenn Du bereit bist, die Verbindung zu beenden, ziehe Deine Wurzeln sanft zu Deinen Füßen zurück in Deinen Körper und nimm Deine Hände vom Stamm. Tritt einen Schritt zurück und lass die Effekte des Kontakts weiter auf Dich wirken.

- **Energie- und Erinnerungsspeicher des Menschen und die Verbindung zu parallelen Realitäten**

Wenn alles Energie ist, ist es wichtig, den Menschen als ein energetisches Wesen zu betrachten. Ein Wesen, das

aus Energie besteht und von Energie durchdrungen,
durchflossen wird.

Dieser Energiekörper wird gebildet durch Chakren und
Energieschichten und ist u. a. von Energieflüssen
Erde/Kosmos, Mensch/Mensch, Mensch/Erde/Umwelt
durchdrungen.

1. **Energieflüsse in den Chakren**
2. **Energieflüsse von der Erde zum Kosmos und umgekehrt**
3. **Energie- und Erinnerungsspeicher des Menschen**
4. **Parallele Realitäten**
5. **Beeinflussung der Energieflüsse mit Gedanken, Worten, Formen, Zeichen, Farben, Gefühlen**

Zu 1. Energieflüsse in den Chakren

Die Haupt-Chakren verlaufen entlang der Wirbelsäule.

Zum Verständnis des Menschen als energetisches Wesen und seine Einbindung in Energiesysteme ist von folgender Darstellung der Chakren ausgegangen worden:

Der Mensch hat neun Haupt-Chakren, von dehnen sich sieben Chakren direkt im Körper befinden. Die anderen zwei befinden sich: eines zirka 20 Zentimeter über dem Kopf und eines zirka 10 bis 30 Zentimeter unter den Füßen.

1. Chakra	Fuß-Chakra
2. Chakra	Wurzel-Chakra
3. Chakra	Nabel-Chakra

4.	Chakra	Solarplexus
5.	Chakra	Herz-Chakra
6.	Chakra	Hals-Chakra
7.	Chakra	Stirn-Chakra
8.	Chakra	Scheitel-Chakra
9.	Chakra	Höheres Selbst

Diese Darstellung fügt sich logisch u. a. in die Zahlenlehren, die Lehren der Runen und der neuen Homöopathie nach Dr. Körbler ein.

Diese Chakren sind senkrecht wie ein Ei miteinander verbunden:

Das 1. mit dem 9. Chakra,
das 2. mit dem 8. Chakra,
das 3. mit dem 7. Chakra,
das 4. mit dem 6. Chakra,

das 5., das Herz, bildet die Mitte. Die Energiekreise lassen uns auf den ersten Blick so aussehen:

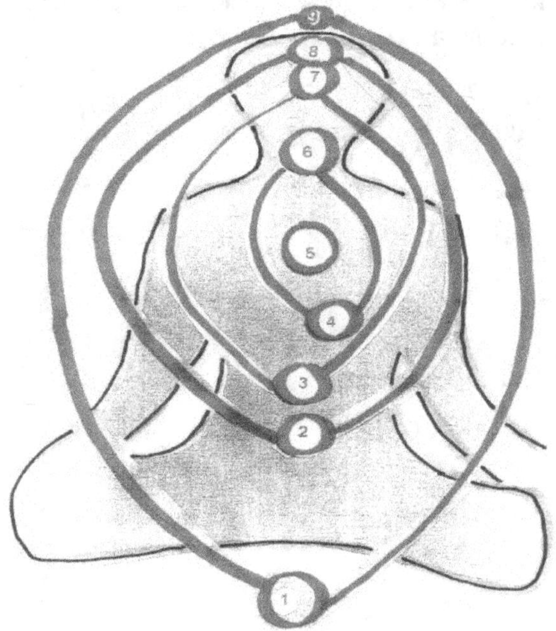

Wir ähneln einem Ei, nur dass dieses Ei nicht geschlossen ist. Es wird wellenförmig durchdrungen von kosmischer und Erdenergie.

Die sieben Chakren, die sich im Körper befinden und ihre Verbindung u. a.

Chakren　　　　　　　**Organe**　　　　　　　　　**Mental**

Wurzel-Chakra:　Knochen, Zähne, Darm, Blut Zellaufbau; psychische und körperliche Konstitution

Nabel-Chakra:　Geschlechtsorgane, Lymphe; sexuelle Situation

Solarplexus:　Leber, Milz, Magen, Verdauung; Energie, Willenskraft

Herz-Chakra:　Brust, Lunge, Thymusdrüse; emotionale Situation, Verletzungen

Hals-Chakra:　Kiefer, Ohren, Schilddrüse, Bronchien; Offenheit, Angst etwas zu sagen, Schutz

Stirn-Chakra:　Kleinhirn; Problembewältigung, Verbindung

Scheitel-Chakra: Großhirn, Zirbeldrüse; Verbindung auf allen Ebenen

<u>Zu 2. Energieflüsse von der Erde zum Kosmos und umgekehrt, Wechselwirkung mit anderen Energiefeldern</u>

Einerseits nehmen wir über unseren Körper bewusst oder unbewusst ständig Energie von der Erde auf und leiten sie durch unseren Körper an den Kosmos weiter. Umgekehrt fließt uns ständig Energie zu, die wir wiederum an die Erde abgeben.

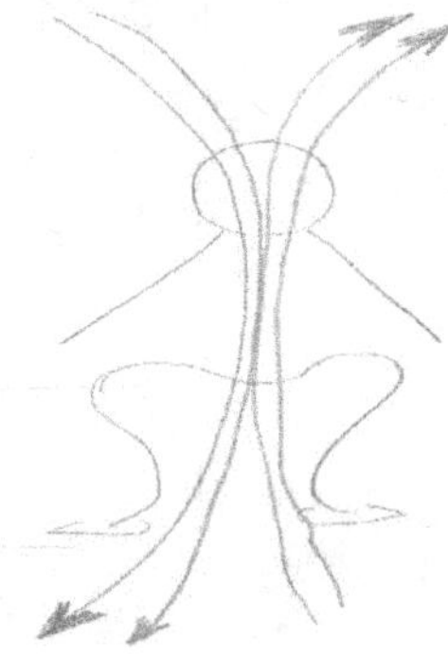

Da uns ständig Energie zufließt und abfließt, beeinflusst die Qualität der zufließenden und die Intensität der abfließenden Energie unseren Körper und unsere Psyche.

Sehr feinfühlige Menschen spüren bereits im Voraus Wetterveränderungen an der sie umgebenden Energie.

Unser Energiefeld tritt auch in Wechselwirkung zu anderen Energiefeldern.

Dem Energiefeld anderer Menschen, des Ortes, des Landes. Sie durchdringen und beeinflussen sich.

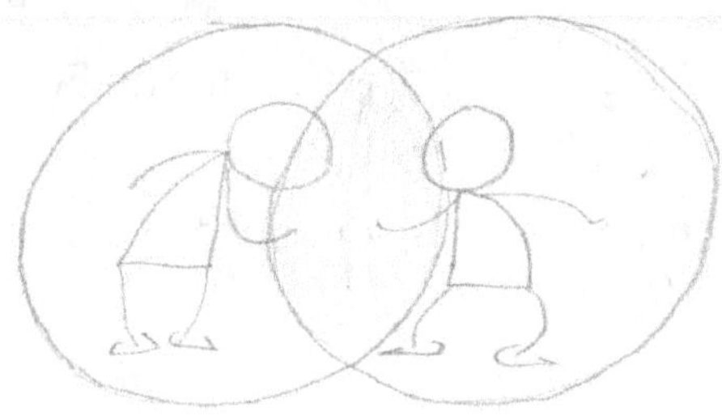

- Die drei Hauptenergiekreise werden gebildet von je drei Chakren

  1. das Höhere Selbst   Chakra 7+8+9

  2. das Mittlere Selbst   Chakra 4+5+6

  3. das Niedere Selbst   Chakra 1+2+3

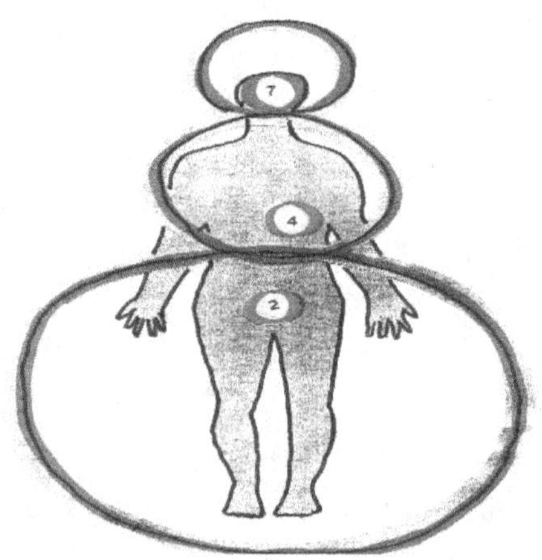

- <u>Jeder dieser Energiekreise verfügt über einen Energiespeicher</u>

  1. das Höhere Selbst   Stirn-Chakra
  2. das Mittlere Selbst   Solarplexus
  3. das Niedere Selbst   Wurzel-Chakra

Im Chi gong (auch: Qigong) speichere ich meine Energie im Wurzel-Chakra, z. B. Rune UR

In der Runenlehre im Solarplexus, im Sonnengeflecht (Sonnenenergie) z. B. Rune Sol

Im Stirn-Chakra (geistige Energie) Rune AS; Von einer
verstärkten Energiespeicherung in diesem Bereich von
Unkundigen wird abgeraten, da es leicht zu einer
Überladung und zu Gehirnschädigung kommen kann.

- <u>Der Mensch verfügt über drei
  Erinnerungsspeicher</u>

Prüfstellen:

1. Genetische Linie
   rechtes Knie-Chakra
2. Jetziges Leben
   linkes Knie-Chakra
3. Seele
   Wirbelsäule im Hals- und Steiß-Bereich

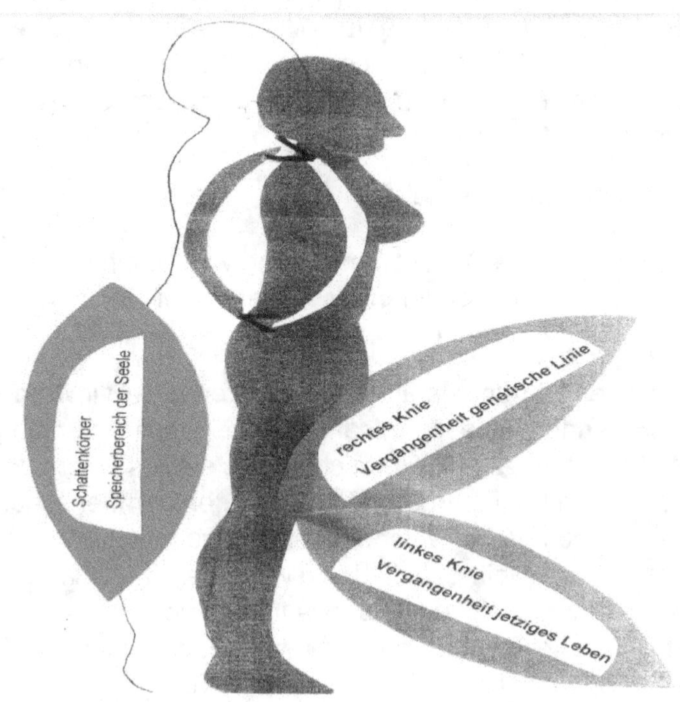

- **Genetische Linie**

Wenn wir gezeugt werden, gehen die nicht geklärten emotionalen Probleme der Eltern und aller unserer Vorfahren, die bei den Eltern noch aktiv sind, als Erbinformation auf uns über. Wir tragen somit die emotional nicht geklärten Probleme aller unserer Vorfahren als Erblast mit uns rum. Sie beeinflussen das Leben. In einigen Fällen werden sie zu Erbkrankheiten. Gibt es zu einem Thema Belastungen aus der genetischen Linie kann ich dieses am rechten Knie feststellen.

Der Patient sitzt. Mit der Hand gehe ich senkrecht von oben in Richtung des rechten Knies. Kann ich leichte Bewegungen kurz vor dem Knie feststellen, dreht sich das Knie-Chakra, und es bestehen keine Probleme, ist dies nicht der Fall, nehme ich das Foto (Lichtkanal – siehe Cover), lege es auf das Knie, positioniere meine Hände links und rechts vom Knie und bitte um Ausgleich (Gnade, Gifu). Anschließend teste ich das Knie-Chakra. Dreht es sich, ist das Problem behoben. Genauso verfahre ich mit dem linken Knie.

- **Jetziges Leben**

Wenn wir auf die Welt kommen, sind wir wie ein leerer Computer. Dann beginnen wir, unsere Speicher zu füllen, wir machen Erfahrungen.

Menschen lehnen uns ab, andere helfen uns. Wir werden von Freunden verlassen. Man sagt uns, dass wir unfähig sind, zu dumm, zu dick, du schaffst es sowieso nicht. Irgendwann beginnen wir, die Meinungen der Menschen über uns zu unserer eigenen Meinung zu machen, und dann ist es soweit. Es ist, als ob wir unsere Festplatte mit Programmen speichern, Auffassungen, die wir von uns haben. Diese Programme bestimmen dann unser Verhalten, unsere Art, die Welt zu sehen.

Und wenn wir davon ausgehen, dass 90 Prozent unbewusst passiert, dass zum Beispiel die Angst vor Hunden dazu führt, dass wir weglaufen, ohne zu denken, dann ist es soweit.

Wir können im Arbeitsspeicher nur mit den vorhandenen Programmen arbeiten.

Wenn 90 Prozent der Festplatte sagt: Du Hase, Hase, Hase, dann kann ich mit meinem Geist im Arbeitsspeicher immer wollen: „Ich werde ein Löwe". Ich bleibe ein Hase.

Bei der Löschung verfahre ich ähnlich wie bei der Lösung der Probleme in der genetischen Linie.

- **Seele**

Auch unsere Seele bringt gespeicherte Informationen aus früheren Inkarnationen mit.

Bei der Arbeit mit den Chakren musste ich feststellen, dass sich das Hals-Chakra und das Wurzel-Chakra nur von oben öffnen ließen: also nur, wenn der Patient lag, eine bioenergetische Wirbelsäulenbehandlung – nur mit einem auf dem Rücken liegenden Patienten – durchgeführt werden konnte. Es entstand für mich die Frage, warum? Was verband diese Verbindungsstellen?

Diese Frage beantworteten mir Zeichnungen aus dem alten Ägypten. Auf den Bildern wurde der Pharao immer mit seinem Schattenkörper dargestellt. Dem sogenannten Schatten-Chi. Es wurde auch berichtet, dass Schamanen heilten, indem sie den Schatten heilten. Wie passt das zusammen?

Wenn man davon ausgeht, dass das Wurzel-Chakra und das Hals-Chakra im Fluss so etwas wie einen Zu- und Abfluss darstellen, dann werden alle Emotionen an diesen Schattenkörper weitergeleitet. Ist das der Speicher der Seele oder der des Geistes? Ist das der Rucksack, den die Seele aus früheren Leben mit sich trägt? Ich weiß es nicht.

Wenn ich diesen Schattenkörper reinige, fühlen die
Patienten, dass ihnen eine Last von der Schulter
genommen wird, und das ist gut.

Zu 4. Parallele Realitäten

Bei einer Behandlung hatte ich einen Patienten, der über
ständige Herzschmerzen klagte. Die Untersuchung durch
den Arzt ergab keine organischen Probleme, auch seine
Psyche machte einen stabilen Eindruck. Was war los? Bei
der Reinigung der Chakren sah ich mit einmal dieselbe
Person auf einem Operationstisch liegen bei einer
Operation am offenen Herzen. Ich hatte das Gefühl, dass
die Energie der Herzen vertauscht war. In meiner
Vorstellung machte ich diesen Tausch rückgängig. In
dieser Sekunde öffnete der Patient die Augen und war
schmerzfrei. Das übertraf meine Vorstellungskraft.

Wie ist dies möglich? In diesem Zusammenhang
beschäftigte ich mich dann mit dem Thema „Parallele
Realitäten". Ich kann den Film Bleep nur empfehlen. Darin
versuchen Wissenschaftler, normalen, nicht
wissenschaftlich gebildeten Menschen die Thematik zu
erklären.

Alte spirituelle/metaphysische Philosophien (im
Hinduismus, den Veden, der Kabbala) glauben, dass es
viele Daseins-Bereiche im Universum gibt.

Die Wissenschaft geht am heutigen Tag, basierend auf der
Stringtheorie, der Quantentheorie und der Urfeldforschung
von der Existenz paralleler Realitäten, paralleler Universen
aus.

Es gibt Wissenschaftler, die davon ausgehen, dass es
sieben parallele Realitäten und eine Zeitzone gibt.

Ich nehme 12 parallele Realitäten wahr.

Was ist das? Das heißt, mich gibt es parallel in den
unterschiedlichsten Realitäten gleichzeitig. Ich sehe bis zu
12 parallele Welten. In jeder dieser Realitäten habe ich
andere Lebenssituationen, mache andere Erfahrungen.

Es ist, als wenn wir 12 Mal ein unterschiedliches Spiel zur
selben Zeit spielen. Jeder von uns nimmt immer nur einen
bestimmten Schwingungsbereich wahr. Das lassen unsere
Sinnesorgane nur zu. Wir wissen, dass der Strom durch
die Leitung fließt, merken es aber nur an der Wirkung.
Fasse ich an, kann ich einen elektrischen Schlag
bekommen. Den Strom selbst können unsere Augen nicht
wahrnehmen.
Wie können mich parallele Realitäten beeinflussen?
Wenn sich in einer parallelen Realität ähnliche emotionale
Probleme zur selben Zeit aufbauen wie bei einem selbst,
verstärkt das die Empfindungen. Ich reagiere über. Aus
einer Mücke wird ein Elefant. Anschließend weiß ich
meistens nicht, warum ich so reagiert habe.

Wie kann ich jetzt aber feststellen, ob ich solch einer
Beeinflussung unterliege?
Wenn ich innerlich vibriere und mit einmal ohne sichtbaren
Grund eine Überreaktion meinerseits erfolgt, sollte ich zwei
Dinge kontrollieren.

Wird mir Energie entzogen, oder besteht eine Verbindung
zu parallelen Realitäten, wo zur selben Zeit ein ähnlicher
Vorgang abläuft, der meine Emotionen verstärkt?
Dazu mehr im Abschnitt „Behandlung".

Zu 5. Beeinflussung der Energieflüsse mit Gedanken, Worten, Formen, Zeichen, Farben, Gefühlen

Farben und Formen strahlen Schwingungen aus und
ziehen gleichzeitig Schwingungen an.

Jedes Atom hat eine Schwingung, somit kann ich mit Schwingungen alles beeinflussen.

- **Gedanken und Worte**

Jeder Gedanke ist eine Schwingung, und dieser Gedanke erzeugt das Wort.

Welche realitätsverändernde Macht hat das Wort, der Gedanke, der Logos?

Jeder Ton, jedes gesprochene Wort ist eine Schwingung, die ich aussende. Wenn mein Mund spricht, sendet er Töne aus, die auf einen Empfänger treffen (wenn er denn in Reichweite meiner Schwingung ist). Dabei hören und empfinden wir Schwingungen nicht nur mit den Ohren, auch die Haut und unser ganzes Energiesystem kann Schwingungen wahrnehmen.

Jeder Ton, jedes gesprochene Wort ist mit einem Gedanken verbunden. Wir senden also gedankliche Schwingungen aus, die zu allen Feldern mit ähnlicher Schwingung in Resonanz treten.

Spreche oder denke ich also den Namen eines Gottes, verbinde ich mich mit seiner Energie, trete mit ihm, mit seinem Energiefeld in Resonanz.

Dabei kann ich Energie und Hilfe empfangen, mir kann aber auch Energie entzogen werden.

In dem Film „Merlin" drehten sich die Menschen am Schluss von Morgana weg. Ihre Strafe war das Vergessen der Menschen.

Mit Anbindungen kann ich somit Energie erhalten, ich kann diese einmal geschaffenen Potentiale auch wiederbeleben, ihnen Energie zuführen.

Für unsere Vorfahren war ein gegebenes Wort noch heilig, in jedem Fall bindend. Schön wäre es, wenn dies heute noch so wäre.

Sie erkannten die Macht des Wortes.

Wie in der Lehre der nordischen Völker die Thor Rune in das Chaos der Urzeit stieß und einen Kanal für die AS Rune, die den Geist, das Wort symbolisierte, öffnete, so heißt es in der Bibel:

„Gott sprach: Es werde Licht! Und es ward Licht…".

Am Anfang war das Wort, der mit Gedankenschwingungen versetzte Ton, der sich manifestierte.

Wenn in der Antike geheilt wurde, hieß es z. B.: On Namo Osiris, On Namo Jesus…

Man heilte im Namen einer Person und zog durch die Nennung des Namens die heilenden Kräfte dieser Person an, bezog sie in den Prozess mit ein, oder ließ sie alleine heilen.

Das Wort als Schwingung bewirkt eine Veränderung, verbindet mit bestimmten Energien, wirkt direkt heilend auf den Patienten, z. B. wird dem Logos L A M nachgesagt, das es energetisierend wirkt und Leichtigkeit erzeugt.

So erzeugt das Wort CA ON TAT die Einheit von

Ca   Intelligenz,

on   Gemüt

tat   Handeln.

Ein altes Heillogos ist auch **Ca on su,** wobei der Ton beim

Ca   Kopf

on   Zwerchfell

su   Händen und Füßen

fixiert sein muss.

In Runenschrift gelesen, heißen die heiligen Töne

OM   Vollendung des Menschen

AUM   Geist und Ursubstanz formen den Menschen.

Auch Musik ist nichts anderes als schwingende Töne. Sie kann beruhigende und heilende Wirkung haben, da sie auf unsere Psyche, unser Gemüt wirkt und Emotionen hervorruft.

Diese Wirkung haben auch Mantren, die unser Unterbewusstsein ansprechen, positive Gedanken suggerieren, Ruhe erzeugen.

Wenn man z. B. immer singt:

Meine Zellen schwingen im Gefühl der Liebe, und die Liebe ist stark in mir, und ich schwinge in der Liebe, weil ich ein Teil der Liebe bin.

Dann entsteht eine von Liebe getragene Stimmung, man kann nicht anders.

Das Wort bildet ein Gefäß, das sich mit dem Gefühl füllt.

Worte des Hasses erzeugen Hass, Worte der Liebe erzeugen liebevolle Gefühle.

- **Formen und Farben**

Gleiches zieht Gleiches an, entsprechend dem Resonanzprinzip.

Schon seit Jahrhunderten werden Zahlen, Zeichen, Bilder verwendet, um Schutz zu erhalten, Wünsche zu erfüllen, Ziele zu erreichen und zu heilen.

Mit Amuletten wollte man sein Schicksal beeinflussen.

Und es ist mehr als nur etwas Wahrheit darin.

Nach dem Prinzip: Gleiches zieht Gleiches an – oder: Wie oben so unten – bildete man auf der Erde Sternbilder nach. So bauten die Ägypter ihre Pyramiden entsprechend dem Sternbild Orion. Die Freimaurer bauten Ihre Kathedralen in Frankreich so, dass das Sternbild der Jungfrau nachgebildet wurde. Auch bei der Gestaltung von Stadtbildern stellte man Sternbilder nach, z. B. dominiert in Rostock der Schwan.

Im Reiki verwendet man Symbole, um Energiekanäle zu öffnen und sich mit Energien zu verbinden.

Auch Farben sind Schwingungen, die uns beeinflussen. So verbinden wir z. B. die Farbe Rot mit Energie. Ein Mensch, der rote Farbtöne trägt, wirkt energiegeladen.

Farben beeinflussen unser Gemüt. Wenn es im Winter früh dunkel wird, haben wir eine andere Stimmung als an einem Sommermorgen, wenn die Sonne strahlt und sattes Grün unsere Augen streichelt.

- **Zeichen,** <u>z.B. Runen</u>

Dereinst war das Wissen um die Runen, das Wissen um kosmische Schwingungen Allgemeingut. Es handelt sich dabei um sich aus der Quelle entwickelnde geistige Aspekte, gedankliche Inhalte, die sich noch nicht verstofflicht haben. Es gingen erst acht Schwingungen von der Quelle aus, aus denen durch Teilung 24 wurden.

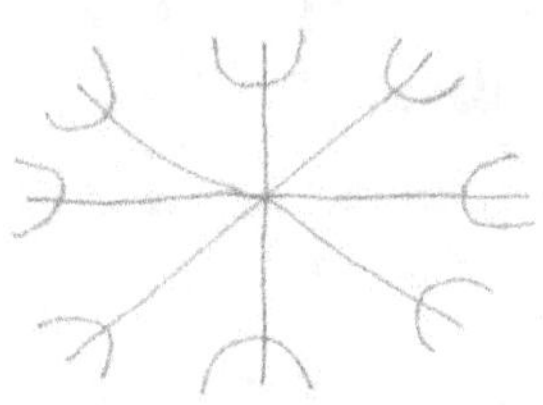

In der ältesten Schwingungsreihe ging man von 24 Runenschwingungen aus, die man in sich aufnehmen kann und die in entsprechender Art und Weise im und durch den Körper wirken. Sie sind reine Energie mit geistigem Inhalt und somit weder positiv noch negativ. Wie sie eingesetzt werden, entscheidet der Mensch.

Runen erklären die Erschaffung der Welt

Fehu Am Anfang war Fülle, eine einheitliche Substanz
Uruz, diese Substanz teilte sich in Feuer und Eis, dazwischen war Chaos

Thurisaz, in dieses Chaos stieß die Rune Thurisaz und schaffte einen Kanal für

Ansuz, den Geist. Dieser schuf die ordnende Kraft
Raido, der
Kenaz folgte, die Altes verbrennt und Platz für Neues schafft, ihr folgte

Gebo, die Kraft des Ausgleichs und
Wunjo, die der Liebe. Und so schloss der erste Entstehungsprozess, der sich mit der Entstehung der materiellen Welt fortsetzte.

Meine persönliche Auffassung zu den Runen

ᚠ	Fehu	Fülle
ᚢ	Uruz	Urkraft, Feuer und Eis, Materie
ᚦ	Thurisaz	Kanal bildend
ᚨ	Ansuz	Geist
ᚱ	Raido	Ordnende Kraft
ᚲ	Kenaz	Klarheit; Platz für Neues schaffen
ᚷ	Gebo	Ausgleich
ᚹ	Wunjo	Liebe zu allem
ᚺ	Hagalaz	Verbindung, spirituelle, materielle Welt

↯	Nauthiz	Zeit, Vergangenheit, Gegenwart, Zukunft
I	Is	Manifestation, Ich
ϟ	Jera	gleichbleibender Prozess
ᛇ	Eiwaz	Verbindung Leben und Tod
ᚲ	Perthro	sammeln
Y	Algliz	Energieaufnahme aus dem All
ᛋ	Sowilo	Sonnenkraft
↑	Teiwaz	spiritueller Krieger, spirit. Entwicklung
ᛒ	Berkana	Heilkraft der Erde, der Natur, der Bäume
ᛗ	Ehwaz	Kommunikation
ᛘ	Manaz	Mensch
ᚱ	Laguz	Fluss
◇	Ingwaz	Samenkorn, das gesammelte Wissen
ᛜ	Othila	Vollendung
ᛞ	Dagaz	Wandel

Leere Rune – sie beinhaltet alles, da aus ihr alles entstehen kann.

Wie die Chinesen heute zu ihren Qigong-Übungen in den Park gehen, ging dereinst die Dorfgemeinschaft morgens auf einen Platz, der sich – wenn möglich an einem See oder einem anderen Gewässer – in erhöhter Lage befand. Dort stellten sie körperlich diese Runen nach. Sie zeigten geometrisch, wie die Schwingung fließen soll und schalteten mit der Nennung des Namens oder dem Gesang der Rune den Strom ein, nahmen die Anbindung an die Runenschwingung vor.

Als die Römer die Germanen in den unterschiedlichsten Stellungen üben sahen, glaubten sie, sie würden ihre

Götter anbeten. So entstanden später die Göttersagen, die eigentlich die Energie der einzelnen Runen in der Person und den zugeschriebenen Eigenschaften der Götter widerspiegelten.

Zum Beispiel dient die Thor-Rune (Thurisaz Þ) zum Schaffen von Freiräumen. Sie wurde mit Gott Thor und dem Hammer gleichgesetzt. Auch ein Blitz hat eine befreiende Wirkung, die Luft riecht nach einem Gewitter frisch. In der Heilung wird sie eingesetzt bei Arterienverkalkung, bei Problemen der Verstopfung von Nasen, Mund und Ohren, bei der Beseitigung von Blockaden.

Leider ging dieses Wissen – was auch heute noch Forschungsgegenstand ist – teilweise verloren. In der Römerzeit sind bei einer Friedensverhandlung hunderte Runenkundige der Dorfgemeinschaften umgebracht worden. Damit war ein großer Schlag gegen das größtenteils mündlich überlieferte Runenwissen geführt worden.

Im Auftrag der Kirche galt die Kräuterheilkunde als Teufelswerk und war dementsprechend verpönt. Heilkundige wurden verfolgt, Druiden umgebracht und weise Frauen auf dem Scheiterhaufen verbrannt. Trotzdem gelang es der Kirche nicht, die Menschen davon abzuhalten, ihre Übungen auf den Runenplätzen durchzuführen.

Also, was tun? Die Kirche begann auf den Runenübungsplätzen der Germanen, Kirchen zu errichten. Somit stehen viele der alten Kirchen auf Runenübungsplätzen, heiligen Plätzen der Naturreligion. Ein Feldzug zur Unterdrückung der Runenkunde, der seinesgleichen in der Geschichte suchte.

Warum? Wovor fürchtete man sich?

Vor der Macht des Wissens? Vor welchem Wissen?

Als die Tempelritter in Israel altes Wissen wieder
ausgruben, wurden sie mit diesem Wissen fast über Nacht
zu einer führenden Macht in der Welt. Viele Bücher wurden
darüber geschrieben, doch was war der Kern ihres
Wissens? Das Wissen, dass die Lehren der Kirchen nur
Halbwahrheiten sind – die Bibel, die von Menschen und
nicht von einem göttlichen Wesen, sondern im Konzil
zusammengestellt wurde.

Das Wissen über die Schaffung der Realität, über das
wahre Wesen des Menschen, darüber, dass Jesus uns ein
Beispiel geben sollte, dass wir zu denselben Leistungen
fähig sind wie er.

Menschen entschieden, welche Teile der Lehren in die
Bibel aufgenommen wurden und welche nicht, welche
Glaubensgrundsätze die Menschen haben sollen.
Menschen entschieden über die untergeordnete Rolle der
Frau, die Jesus nie propagiert hatte.

Sie behaupteten, dass der Kontakt zu Gott nur über Mittler,
also Priester, Kardinäle, den Papst etc., möglich sei –
entgegen Jesus' Äußerungen, wonach man keine Kirchen
braucht, da das Göttliche in jedem Wesen der Natur
schlummert.

Sie waren es , die die ständige Anbindung an das Göttliche
jedes Menschen negierten und so die Lehren Jesu, die von
Gleichheit, Menschlichkeit und dem Wissen über die Macht
des Menschen geprägt waren, verfälschten.

Wie gefährlich ist ein Wissen, das davon ausgeht, dass
sich jeder Mensch mit dem Göttlichen verbinden kann?
Dass jeder Mensch ständig mit dem Göttlichen verbunden
ist und sich nur aufgrund falscher Lehren – einer
eingeschränkten Sicht von der Welt, geprägt durch die
Gesellschaft – davon getrennt fühlt?

Wir brauchen keine Mittler zum Göttlichen, wir brauchen
die Institution Kirche nicht, wir müssen keine Kathedralen

bauen, denn die Natur, der Wald, die Tiere, die Bäume,
sind das Göttliche.

Eine Indische Weisheit besagt:

„Gott schläft im Stein, atmet in der Pflanze, träumt im Tier,
und erwacht im Menschen."

Alles beinhaltet das Göttliche. Wir sind Teil von ihm, es ist
in uns.

Altes Wissen für unseren Alltag:

Heilende Energie

Im folgenden Heilkonzept wird übergreifend auf unterschiedlichste
Möglichkeiten der Heilbehandlung eingegangen.
Mit den nachstehenden Erläuterungen und Beispielen will
ich nun zeigen, wie jeder Einzelne unter Nutzung unseres
alten Wissens sich gesund erhalten und Krankheiten
beseitigen kann.

Beginnen wir damit, was eine Krankheit überhaupt ist.
Wenn wir die Krankheit als ein aus dem Gleichgewicht
gekommenes Schwingungssystem beschreiben, kommen
wir einer Definition schon näher.

*Also können Schwingungen, durch die Resonanz, die wir
zu ihnen herstellen, das System wieder in Harmonie
bringen.*

Was hat unser System aus dem Gleichgewicht gebracht?

Wenn wir davon ausgehen, dass wir ein einheitliches
System darstellen, ein System, das nur im Zusammenspiel
funktioniert, im Zusammenspiel von Körper, Geist und
Seele, kann in jedem dieser Teilgebiete die Ursache für die
Erkrankung liegen.

Wir können den Körper nicht isoliert betrachten, so wie es
noch in vielen Bereichen der Schulmedizin geschieht,
sondern als Einheit in all seinen Komponenten.
Ganzheitlich, so wie es der Heilansatz der von der
Schulmedizin abgelösten Heiltätigkeit der Magier und
Kräuterfrauen war.

Keiner bezweifelt heute mehr, dass die Psyche krank
machen kann. Die Ursache für Krankheiten jeder Form
suchte man früher im Geist. Die Angst, den Arbeitsplatz zu
verlieren, kein Geld mehr zu haben, nicht mehr versorgt zu
sein oder schlichtweg zu versagen, nicht den
Anforderungen der Familie, des Berufes gerecht zu werden
oder einfach alt und vergessen zu sein, prägen heute
unser Leben. Das erzeugt einen ständigen Stress, der

krank macht. So können z. B. Ängste Blasenleiden
auslösen.

Die Ursache für Krebserkrankungen sieht man
entsprechend der Germanischen Medizin nach Dr. Hamer
in psychischen Problemen, so dass – wie bereits bewiesen
wurde – Probleme im Bereich der Familie, mit Eltern,
Kindern, Ehepartner Brustkrebserkrankungen zur Folge
haben können. Wird das psychische Problem beseitigt,
heilt der Krebs. Es darf dabei aber nicht unberücksichtigt
bleiben, dass unsere teilweise ungesunde Lebensführung,
chemische Rückstände von Pflanzenschutzmitteln in der
Nahrung, verschmutzte Luft, unreines Wasser,
Elektrosmog, falsch oder zu lange eingenommene
Medikamente heute einen nicht gerade geringen Teil der
Krankheitsursachen mit ausmachen.

Wie kann man nun diese psychischen Faktoren erkennen?
Faktoren, die u. a. in Kindheitserlebnissen,
Glaubensgrundsätzen und Ängsten ihre Ursache haben.
Wie kann man diese erkennen, ohne dass man einen
Psychiater konsultieren muss?

Wie hat man dies Jahrhunderte lang gemacht, denn von
Schulmedizin sprechen wir erst seit zirka 80 Jahren? Wie
kam man ohne die Allmacht der Pharmaindustrie aus, die
sich erst 1918 etablierte? Wie hat man bis dahin geheilt?

Die INKA vertraten die Auffassung, wenn man im Einklang
mit allem ist, dass dann kein Wesen einen als Futter
ansieht – also keine Viren oder Bakterien einen krank
machen können.

Der Panther, die Schlange, der Feind, keiner kann einem
was anhaben. Es wird überliefert, dass die Spanier große
Angst vor den INKA-Kriegern hatten, vor einer Gruppe von
Kriegern, denen keine Kugel etwas anhaben konnte. Es
schien, als wenn die Kugeln durch sie hindurch gingen,
ohne sie zu berühren, als wenn sie in eine andere
Dimension verschwinden würden. Ein Mythos?

Das passt zu den Beschreibungen von Operationen im Urwald. Ärzte haben solche Operationen gefilmt und bei einem Kongress zur Energetischen Heilung der Ethnomedizin vorgeführt.

Die Heilerin hatte nur ein Skalpell. Die Patienten fühlten keinen Schmerz. Dabei holte sie scheinbar aus dem Nichts Steine aus den Körpern und schloß anschließend die Wunde.

Wenn man ein Glas Wasser hat, das bis zum Rand gefüllt ist und Salz hineinfüllt, müsste es überlaufen, tut es aber nicht. Warum?

Wasser wird aufgebaut aus Molekülen; zwischen den Protonen, Elektronen und Neutronen ist Leere. In dieser Leere finden die Salzmoleküle Platz, durchdringen die Wassermoleküle. Also ein Molekül durchdringt das andere, findet Platz in der Leere.

Wenn ich somit die Schwingungsfrequenz meiner Hand verändere, müsste ich den Körper des Patienten ohne Verletzungen durchdringen und Nierensteine entfernen können. Peruanische Heiler machen es uns vor.

Nur wie macht man das? Bei einer Behandlung war ich kurz davor, es zu versuchen. Ich wollte die Fistel, die ich sah, rausnehmen. Nur im letzten Moment bremste mich mein Gehirn. Das sagte: Es geht nicht, du bist verrückt!

Ist es unser Glaube oder Unglaube, ist es unsere Angst, die uns Dinge nicht tun lässt, obwohl wir es eigentlich können müssten?

Aber warum wird nicht jeder, z. B. bei einer Grippe, krank? Was macht den Unterschied? Warum bekommt der eine eine Erkältung und der andere daneben nicht? Was ist die Ursache, die körperliche und psychische Verfassung? Unsere ach so vollkommene Wissenschaft zeigt uns Tag für Tag mit immer besseren Mikroskopen immer kleinere

Teile unseres Körpers. Immer mehr Viren und Bakterien werden sichtbar. Doch erfahren wir dadurch wirklich mehr über die Funktionsweise des menschlichen Körpers? Wir vergessen so leicht, dass auch Viren und Bakterien zu unserem Körper gehören. So verrichten Bakterien eine wichtige Arbeit im Darm bei der Zersetzung unserer Nahrung und ermöglichen so erst unser Leben.

Erst wenn die Symbiose, die wir mit ihnen eingegangen sind, aus dem Gleichgewicht gerät, sprechen wir von Krankheit. So manch eine Bakterie soll da sein, und es wäre schlimm, wenn wir sie nicht fänden.

Erst wenn ich die Gesamtheit betrachte, erhalte ich eine Antwort auf die Frage, warum einer Person Energie fehlt. Erst dann erkenne ich die Ursache.

Alle energetischen Heiltechniken entwickelten sich ähnlich. So weist der Runentanz der Germanen Ähnlichkeiten mit dem ursprünglich geheimen Verjüngungstanz des chinesischen Kaisers auf.

Grundlagen der Heilarbeit

Die allgemein geltenden Heilungsgrundsätze sind:

- Wahrnehmung der Störung im Energiefeld

Grundlage der Behandlung ist es, Energie wahrzunehmen.
Die Form der Wahrnehmung ist bei jedem unterschiedlich.
Einige fühlen, riechen, schmecken, spüren Energie mit den Händen oder dem ganzen Körper.
Andere sehen Energie. Wiederum andere wissen, dass sie da ist und wie sie da ist.
Jede dieser Wahrnehmungsformen ist als gleichwertig anzusehen.

So nehme ich oft den Geruch der Person wahr, die
sich mit mir telepathisch in Verbindung setzt. Jeder
kennt das Gefühl, dass jemand da ist, ohne ihn zu
sehen.
Um eine Erkrankung oder eine Abweichung von der
Norm vom heilen Zustand zu behandeln, muss ich
sie erst einmal erkennen.

Wie kann ich Energie wahrnehmen lernen?
Im Anhang sind Methoden des Erlernens der
Energiewahrnehmung dargestellt.

- Reinigung der Energiekreise, Schließung
  energetischer Löcher
- Lösung von Blockaden und Verbindungen
  zu parallelen Realitäten
- Energiezuführung (Energieaufbau)

Wie es gemacht wird, ist unterschiedlich:

INKA

- Bei den INKA legte sich der Patient hin. Die
  Energiekreise, die sich zirka 10 Zentimeter
  über unserem Körper befinden, wurden
  durch drehende Handbewegungen von oben
  geöffnet und blockierende Energien
  herausgenommen. Mit
  Extraktionsprozessen, unter Zuhilfenahme
  von Steinen und Kristallen, werden
  Besetzungen entfernt.

- Eine weitere Methode der Reinigung ist die
  Beräucherung mit Palo Santo, dem heiligen
  Holz der INKA. Es hat die Eigenschaft,

schwere Energie im Energiefeld zu wandeln.
Es entsteht dunkler Rauch. Ist der Rauch
hell, ist das Energiefeld sauber. (Eine
ähnliche Wirkung hat Weihrauch.)

Germanen

- Der Patient steht oder liegt.
- Durch Aneinanderreibung werden die Hände
  magnetisch aufgeladen und vom Kopf zu den
  Füßen das Energiefeld ausgestrichen. Die schwere
  Energie bleibt an den magnetisierten Händen
  kleben und wird zur Erde weggeschleudert.
- Durch Handauflegen werden energetische Löcher
  geschlossen.
- Mit Runenschwingungen, die der Heiler in sich
  erzeugt und mit den Händen auf den Patienten
  überträgt, werden Heilungsprozesse in Gang
  gesetzt.

Schwarzfußindianer

- Mit einer Feder werden die Ablagerungen aus dem
  Energiefeld gewedelt.

Grönlandschamanen

- Mit den Schallwellen der Trommel wird von oben
  nach unten am Energiefeld entlang gegangen und
  so schwere Energie ausgeleitet.

Qigong

- Beim Qigong stellt man sich hin und leitet durch die Kraft der Gedanken das Abfließen schwerer Energie drei Meter tief in die Erde ein. Dies geschieht durch die Vorstellung des Ausleitens über die Füße in die Erde durch den Patienten selbst.

Nordische Schamanen (schnellste Form der Reinigung durch die Macht der Gedanken)

- Verbindung mit der Quelle
- Eins sein
- durch Befehle entsprechende Vorgänge aktivieren

Wie wir heilen, in welcher Art wir die Welt verändern, hängt von unserer Sicht der Welt ab. Von unseren Vorstellungen über unser Sein. Was ist die Quelle der Energie?

Alles ist Energie, aus einem Urknall – so sagen die Wissenschaftler – entwickelte sich das Universum. Die Energie war und ist immer da, alles ist von ihr durchdrungen. Wo wollen wir die Urenergie suchen? Wo im Universum ist sie? Die Quelle, mit der wir uns bildlich verbinden, ist die Urenergie, die um uns und in uns ist, denn wir waren und sind immer ein Teil dieser Energie. Es ist also am einfachsten zu erklären, indem man sagt, wir verbinden uns mit unterschiedlichen Aspekten der Energie.

Im Buddhismus verbinde ich mich mit der Quelle. Gott ist für mich die Quelle, doch selbst die Veden berichten, dass aus der einen Quelle die Göttin und der Gott entstand, wobei die Göttin den Aspekt der Liebe verkörpert. Zu dieser Quelle gehe ich dereinst zurück und werde eins.

Wenn ich mich nun mit der Quelle des Seins verbinde, ignoriere ich den Aspekt der Liebe, die ich nur in der Dualität erfahren kann. Denn was ist Liebe, wenn es nicht auch den Hass gibt? Das erinnert mich an den dialektischen Materialismus, wo es hieß: Einheit und Kampf der Gegensätze.

Also verbinde ich mich mit der Energie der Quelle und der großen Göttin, der Liebe zum Leben, der Liebe zu allem, was ist. Damit dieses Gefühl mein Denken und meine Taten durchdringt und auf das, was ich schaffe übergeht. Im Hier und Jetzt.

Liebe ist für das Universum wie das Vitamin C für den Menschen. Etwas, ohne dass wir nicht gesund sein können. Sein Mangel führt beim Menschen zu einem Ungleichgewicht, zu Krankheiten. Ein Ungleichgewicht im Universum lässt es in Kälte erstarren.

Die Druiden verbanden sich mit dem Baum der Existenz, die Christen mit Gott Vater oder Maria als Symbol der großen Göttin, mit ihr, die aus sich heraus Leben schafft. Die Buddhisten mit der Quelle und ihren Göttern, die INKA mit den vier Winden, der Erde, dem Mond, der Sonne und dem Geist.

In letzter Instanz gilt aber auch hier das Kosmische Gesetz der Gnade, die nichts anderes ist als GIFU Ausgleich. Dereinst ist alles nicht Liebe oder Hass, sondern Harmonie, Ausgleich der Gefühle.

Ablauf einer Heilbehandlung

1.) Schaffung eines geschützten Raumes

Alle Ärzte arbeiten bei Operationen in einem sterilen Raum, um Viren und Bakterien nicht zu ermöglichen in die offenen Wunden einzudringen.

Ähnlich ist es bei der Energiearbeit.

Wir schaffen um uns einen geschützten energetischen Bereich, in den Fremdenergie nicht eindringen kann.

Dabei gibt es unterschiedliche Methoden, die allerdings nicht alle alltagstauglich sind.

Im Alltag hat sich die Nutzung des Kreises und die Verwendung des Neunten Chakras als am einfachsten erwiesen. Für die Gruppenarbeit verwende ich die Anrufung der INKA, gekoppelt mit einer alten Anrufung der Druiden.

Der Vorteil ist, dass negative Energie, die bei einer Behandlung aus dem Patienten entfernt wird, sofort in Licht transformiert wird.

- **Kreis**

Der Kreis stellt seit alters her eine ideale Form dar und wurde früher auch mit Salz gezogen.

Der Kreis umschließt mich und grenzt mich somit ab. Eine einfache Form der Schaffung dieses Raumes ist:

Man stellt sich hin, streckt den rechten Arm aus, schließt die Augen und stellt sich vor: Man zeichnet mit dem Mittelfinger oder der ganzen Hand einen Kreis, indem man sich rechts um sich selbst dreht und spricht:

Herr des Kreises Herr der Macht
Herr des Kreises Herr der Nacht
ich rufe dich.

Das wiederholt man dreimal und dreht sich dabei in Uhrzeigerrichtung. Mit ausgestreckter Hand oder Finger kann man die Außenmaße des Kreises bestimmen.

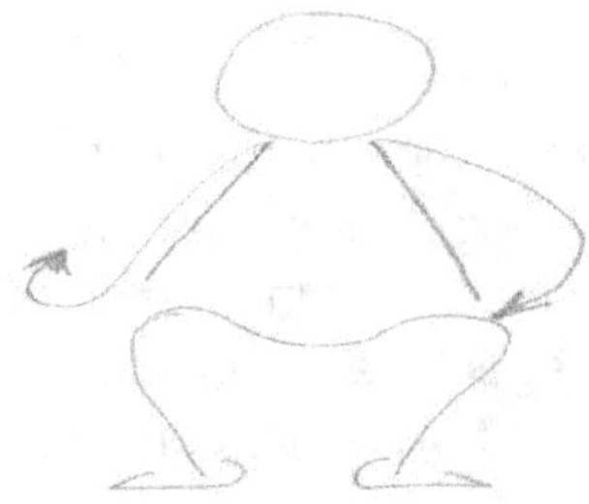

Dann steht der geschützte Raum. Man darf aber nicht vergessen, wenn man seine Arbeit beendet hat, diesen Kreis wieder zu schließen.

Dabei dreht man sich entgegen dem Uhrzeigersinn, zeichnet wieder mit dem Finger oder der Hand einen Kreis und sagt dreimal:

„Herr des Kreises Herr der Macht

Herr des Kreises Herr der Nacht

ich danke dir"

Tut man das nicht, kann es dem Ausführenden wie mir ergehen: Ich hatte, ohne es zu wissen, ein Wesen in meiner Aura gefangen. Weil es weg wollte machte es auf sich aufmerksam durch Fallen von Gegenständen, Stolpern meiner Person und noch andere Dinge.

Ich war froh, als es endlich gehen konnte, und Ruhe kehrte im Haus ein.

- **Neuntes Chakra**

Die einfachste Methode ist, dass man die Hände hebt –
etwa 10 Zentimeter über dem Kopf liegt unser neuntes
Chakra – und diese Kugel mit den Händen runterzieht, um
sie um uns und den Patienten zu legen. Dann sind wir
durch unser höheres Selbst geschützt. Anschließend das
Zurückführen nicht vergessen.

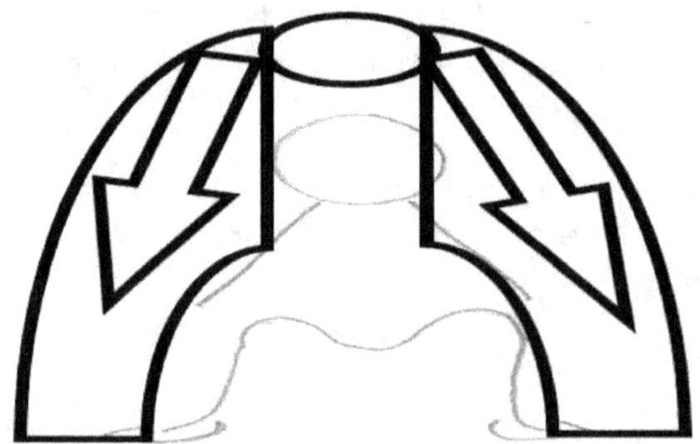

- **Bilden einer Kugel**

Wir ziehen drei Kreise mit unserer rechten Hand in
Uhrzeigerrichtung:

1. Kreis eins von unserem Scheitel-Chakra in
   Richtung unserer rechten Seite, um uns für den
   Raum zu öffnen;
2. Kreis zwei in der Höhe der Hüfte, vorne beginnend
   für die Zeit;
3. Kreis drei vom Scheitel nach vorne gehend für das
   Ereignis.

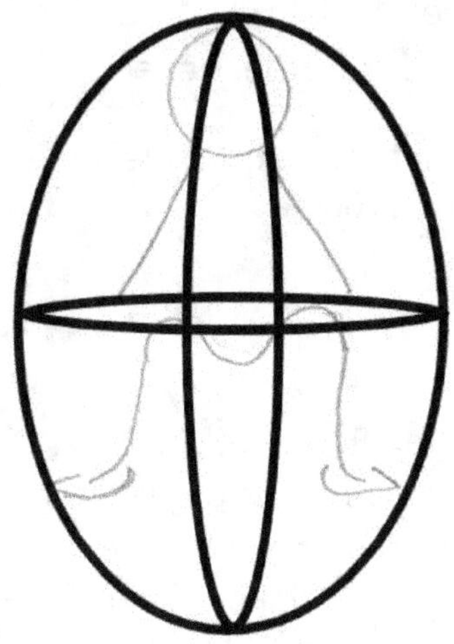

Wir befinden uns somit in der Leere, in der Mitte von Raum, Zeit und Ereignis. In dieser Konstellation stehend, können wir auch Wünsche realisieren.

- **Pentagramm**

Man kann ein Pentagramm, so wie im Bild dargestellt,

zeichnen.

Die dabei verwendeten Anrufungen sind so verschieden wie die Glaubensrichtungen.

- Winde des Südens, des Westens, des Ostens, des Nordens
- Erzengel Uriel, Michael, Gabriel, Raphael
- Wasser, Luft, Erde, Feuer

Dabei wendet man sich in die in der Zeichnung angegebenen Richtungen.

oder

- vor mir Erzengel Uriel
- hinter mir Erzengel Michael
- zu meiner Rechten Erzengel Raphael
- zu meiner Linken Erzengel Gabriel
- über mir die Goldene Scheibe
- ich bin in meiner Mitte AUM

Man kann auch noch einen Schutz von unten erhalten.
- unter mir die blaue Scheibe PAM

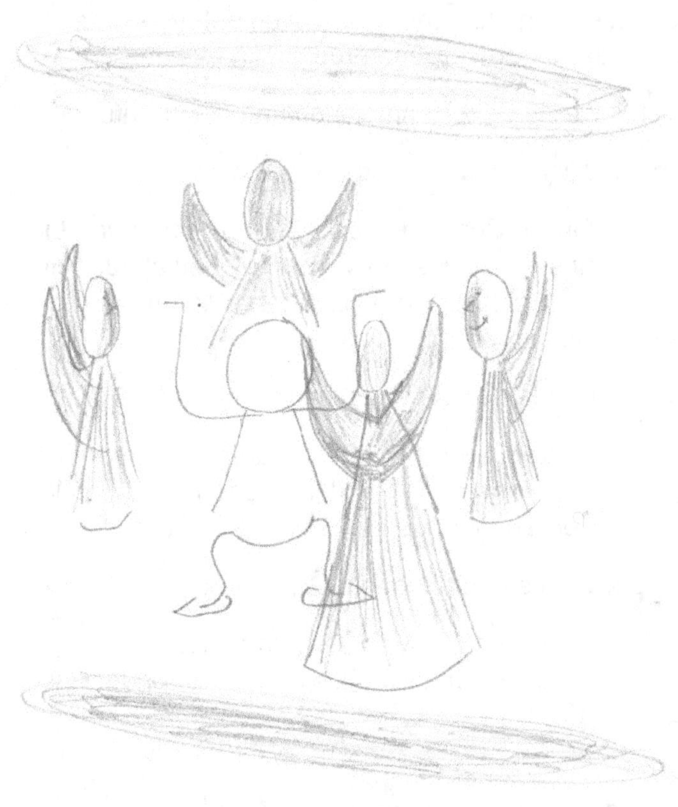

- **Anrufung z. B. INKA**

Diese Methode ist etwas komplizierter, und ich wende sie nur bei größeren Veranstaltungen an und wenn ich längere Zeit behandle.

Die Peruanischen Schamanen verwenden noch heute eine Methode zur Schaffung eines geschützten Raumes, die aus der Zeit der INKA überliefert wurde und die von Martin Brune 2006 in einem Seminar in Venlo (Niederlande) gelehrt wurde. Ihr findet sie auch in den Büchern von Alberto Villoldo die ich erst später las.

Sie ist etwas umfangreicher, entspricht aber meinen
Gefühlen. Und ich habe, was mich betrifft, kleine
Veränderungen vorgenommen.

Sich jeweils in die Himmelsrichtung der Anrufung drehend:

An die Winde des Südens

> Große Schlange, lege deinen Körper von Licht um
> uns, lehre uns die Vergangenheit abzustreifen wie
> die Schlange ihre Haut, lehre uns den Weg der
> Schönheit.

An die Winde des Westens

> Mutter Jaguar beschütze diesen Raum der Heilung,
> lehre uns den Weg des Friedens und den Weg über
> den Tod hinaus.

An die Winde des Nordens

> Großmütter, Großväter, kommt zu uns, raunt zu uns
> im Wind, wir ehren euch und die Kinder unserer
> Kinder.

An die Winde des Ostens

> Großer Adler, komm zu uns, vom Sonnenaufgang,
> zeig uns Wege und Möglichkeiten, wie wir sie nie
> gesehen haben, und lehre uns, an der Seite des
> Großen Spirit zu fliegen.

Mutter Erde,

> wir sind hier versammelt, um zu heilen all deine
> Kinder, die Steinmenschen, die Pflanzenmenschen,
> die Vierbeiner, die Zweibeiner und alle, die mit uns
> verbunden sind.

Vater Sonne, Großmutter Mond,

> an die Nation der Sterne, Großer Spirit, du hast
> unzählige Namen und bist doch der namenlos Eine,
> wir danken dir, dass du uns gestattest, das Lied des
> Lebens zu singen.

Die Schlange soll uns lehren, dass das Licht uns hilft, das Leben zu verändern, dass wir Licht sind.

Sie mahnt uns, alles Vergangene, Belastende abzustreifen, hinter uns zu lassen, Enttäuschungen zu vergessen und wieder wie auf einem leeren Blatt Papier das Leben neu zu malen, neu zu gestalten, zu leben. Alles, was uns daran hindert – Glaubensgrundsätze, Ängste – von uns zu werfen und neu anzufangen, um neue Erfahrungen machen zu können. Das Gefängnis unserer quälenden Erinnerungen hinter uns zu lassen, es zu verlassen und neu zu beginnen. Die Schlange bildet den Kreis in seiner höchsten Form der Vollendung, die leere Rune, die alles und nichts ist, die Leere, aus der alles möglich ist.

Der Jaguar steht für die Transformation. Wenn wir heilen, frisst er die negative Energie und wandelt sie in Licht. Er steht für die Wandlung, den ewigen Kreislauf des Werdens und Vergehens. So frisst er in der Natur in erster Linie kranke und schwache Tiere und ermöglicht natürliche Auslese. Damit sichert er den Fortbestand seiner Beutetiere. Die starken vermehren sich durch Fortpflanzung. Die INKA waren der Ansicht, wenn man Teile eines Wesens isst, lebt es in einem fort.

Somit lehrt der Jaguar auch das Leben nach dem Tod.

Unsere Ahnen sind ständig da. Wenn wir dies verinnerlichen und verstehen, dass sie uns auch aus dem Jenseits helfen können und sie ein Teil von uns sind, so wie wir ein Teil von ihnen sind, begreifen wir die Macht der Familie.

So manch eine Seele bereut nach dem Tod das, was war, es belastet sie genauso wie die Lebenden. Wir können ihnen somit helfen, so wie sie auch uns helfen. Wodurch? Durch Vergeben auf beiden Seiten. Denn jede Reaktion hat auch einen Auslöser, es ist immer einfach, die Fehler nur bei dem anderen zu suchen. Wir dürfen uns bemühen zu verstehen, da lernen wir selbst, anders miteinander umzugehen.

Großer Adler

Der Adler ist in allen Religionen ein Wesen der Macht, der Kraft.

Von seiner Position, hoch in den Lüften, kann er die Erde aus einem anderen Blickwinkel betrachten. Er kann weitersehen als unsere begrenzte Sichtweise und steht in der Anrufung dafür, seinen Blickwinkel zu erweitern. Neue Gedanken, andere Gedanken zuzulassen und so zu fliegen, Flügel zu erhalten, um zu neuen Zielen aufzubrechen, die wir vorher nicht erkennen konnten.

- **Anrufung der Druiden**

Verbunden mit dem Baum der Existenz,

verbunden mit der Göttin, dem Gott der Quelle, gebe ich mich mir selbst.

Wenn ich die Kräfte des Universums aufnehme,

sind meine Beweggründe Liebe und Harmonie,

damit ich von Verständnis genährt werde

und die, deren Existenz ich berühre,

ebenfalls Segen dadurch erfahren.

(Den Titel des Buches, wo es so ähnlich stand, habe ich leider vergessen.)

2.) Energiewahrnehmung
a) Einklang der Gehirnhälften

Die Energetischen Heiler können eins, sie können die
Energie wahrnehmen. Eine Fähigkeit, die in einem jeden
von uns als Veranlagung gegeben ist. Wir müssen uns nur
darauf einstellen. Grundvoraussetzung ist der Einklang der
Gehirnhälften. Dabei gibt es Hellsehen, Hellfühlen,
Hellriechen, Hellhören. Nicht jede dieser Fähigkeiten ist bei
jedem ausgeprägt. Voraussetzung ist aber immer da.

Jede Gehirnhälfte ist für einen anderen Aspekt unserer
Persönlichkeit zuständig. Die linke Seite für das logische
Denken wird auch mit unserem Ego gleichgesetzt. Die
rechte Seite für den instinktiven Aspekt, das
Gefühlsbetonte, sie steht für das wahre Ich.

Wenn wir unsere Wahrnehmung entwickeln wollen,
müssen wir die rechte und linke Gehirnhälfte, die jeweils
eine eigene Schwingungsfrequenz haben und nur durch
einen Balken verbunden sind, in Gleichklang bringen.

Dazu gibt es unterschiedliche Möglichkeiten.

* **Rasseln**

Durch den gleichbleibenden Rhythmus gleichen sich die
Gehirnhälften an.

Es reicht eine einfache ovale Rassel, egal ob aus Holz
oder Plastik. Es kommt nur darauf an, dass der Klang uns
zusagt. Er soll beruhigend wirken, also nicht zu schrill. Wie
lange der einzelne benötigt, um zur Ruhe zu kommen,
hängt vom Grad der Übung und der eigenen psychischen
Verfassung ab. Am Anfang benötigte ich fast eine Stunde,
jetzt denke ich nur daran, und der Gleichklang ist
hergestellt.

- **Meditationstechniken**

Die Zigeuner aus Frankreich nutzten eine Technik, die in der Entstehung der Kathedrale von Chartres ihren Ursprung findet.

Drei Körper: Kreis, Rechteck und Quadrat mit identischem Rauminhalt werden senkrecht untereinander gelegt und eine zweite Reihe daneben. Dabei sind die Kreise, Rechtecke und Quadrate jeweils einmal blau und einmal rot gefärbt. Zwischen den beiden senkrecht aufgereihten Gebilden setzt man eine Kerze. Es ist dabei darauf zu achten, dass der Abstand der zwei Reihen dem Abstand der Augen entspricht.

- **Harmonisierung durch die Augen**

Man beginnt mit dem rechten Auge die linke Figur und mit dem linken die rechte Seite zu betrachten.

Das verlangt etwas Übung, aber es geht. Man nennt es den schamanischen Blick. Weich und nicht verkrampft schauen, nicht zu stark konzentrieren.

Versucht es einfach. Ich hatte keinem gesagt, was ihn erwartet.

Erstaunt stellte Karin fest, die Formen und Farben verschwinden, das rote Quadrat steht mit einmal da wo das blaue liegt, die Farben wechseln.

Den anderen ging es genauso, ihre Wahrnehmung hatte sich verändert.

Else sagte nach zirka 20 Minuten, dass sie keine zwei Reihen, sondern nur noch eine sehe. Sie hatte es geschafft.

Wenn unsere beiden Gehirnhälften nur noch eine Reihe in der Mitte sehen, so ist der Gleichklang hergestellt. Eine einfache Übung mit erstaunlichem Resultat.

b) Art der Energiewahrnehmung mit Übungen

Die Form der Energiewahrnehmung ist unterschiedlich. Man kann:

- Unterschiede in der Drehgeschwindigkeit der Chakren mit den Händen wahrnehmen
- das Pendel befragen
- konkrete Bilder oder eine Verdunkelung in Form von dunklen Flecken im oder am Energiesystem sehen
- in eine Glaskugel oder einen Spiegel blicken
- es einfach wissen, dass und wodurch das Energiefeld belastet ist
- Hellhören und Hellriechen – auch das sind Wahrnehmungsmöglichkeiten

So, wie wir Fremdsprachen, z. B. Englisch, erlernen können, so können wir auch das Sehen von Energie als Sprache des Universums erlernen.

Nicht jeder wird Heiler, so wie nicht jeder Schwimmer-Weltmeister wird. Aber wir können lernen, uns selbst zu heilen, unser Leben mit der Macht der Gedanken zu verändern.

- **Wahrnehmung durch Pendeln**

Etwa zehn Zentimeter über dem Körper enden die Chakren, die Öffnungspunkte, die die Form von kleinen Trichtern wie Tornados haben. Senkrecht zum Körper nähern wir uns diesen Kreiseln und spüren, wie es sich anfühlt.

Die Wahrnehmung durch das Pendel ist für viele der erste Schritt bei dem Versuch, Energie zu erfahren. Warum ist das so? In vielen Fällen glauben wir unserem Gefühlssinn einfach nicht. Wir müssen es sehen. Wenn uns eine Antwort bereits durch das Gefühl oder einen aufsteigenden Gedanken gegeben wird, kommt gleich der Zweifel „Kann das stimmen?". Man glaubt, was man sieht. Auch, als ich schon lange kein Pendel mehr brauchte und alle meine Pendel immer verschwanden, wollte ich pendeln. Als kein Pendel mehr da war, stellte ich mir ein Pendel im Kopf vor und befragte das. Glaubt mir, auch das geht. Der menschliche Geist ist sehr erfinderisch.

Beim Pendeln fragen wir also nicht uns, sondern das morphische Feld, mit dem unser vegetatives Nervensystem verbunden wird und erhalten dann die entsprechende Antwort über das Pendel.

Beim Pendeln sollte man keinen Metallschmuck tragen und in Ruhe sein.

Auch Gedanken sind elektrische Schwingungskreise und können unser Pendelergebnis beeinflussen. Wir sollten erst damit beginnen abzufragen, welche Bewegung des Pendels für uns welche Antwort beinhaltet.

Also fragen wir als erstes: Was ist ein „Ja"? Was ist ein „Nein"? Dabei beobachten wir die Bewegung des Pendels.

Bei mir ist ein „Ja" eine senkrechte Pendelbewegung und ein „Nein" eine Kreisbewegung. Das muss aber nicht bei jedem genauso sein. Dann begeben wir uns in einen ruhigen Zustand und vermeiden jeden Gedanken, da Gedanken Schwingungen sind, die das Pendeln beeinflussen können.

Diese Tatsache kann man einfach auspendeln, indem man eine Person bittet, sich hinzulegen und positive Gedanken zu haben. Man beobachtet die Pendelbewegung. Und dann bitten wir sie, an etwas Negatives zu denken, und wir sehen, dass die Pendelbewegung sich ändert.

<u>Übung:</u>

Der Patient oder die Testperson legt sich hin, auf einen stabilen Tisch, ein Sofa oder auf den Boden.

Wir erinnern uns: Etwa zehn Zentimeter über dem Körper enden die Chakren, die Öffnungspunkte, die die Form von kleinen Trichtern wie Tornados haben. Senkrecht zum Körper nähern wir uns diesen Kreiseln und spüren, wie es sich anfühlt:

1. In welchem Abstand zum Körper beginnen wir, etwas zu fühlen, einen leichten Druck, der unserer Hand entgegenwirkt?

2. Wie empfinden wir das Energiefeld? Fühlt es sich warm oder kalt an?

3. Wir drehen leicht mit der Hand in Uhrzeigerrichtung, wie verändert sich die Empfindung?

4. Nun nehmen wir ein Pendel und bitten die Versuchsperson, an etwas Schlechtes zu denken. Wie reagieren die Energiekreise? Wir testen jedes Chakra aus und merken uns die Art der Pendelschwingung.

5. Nun bitten wir die Testperson, an etwas Gutes zu denken. Wiederum zeigen wir mit dem Pendel, wie die Energiekreise jetzt reagieren. Wann schwingen die Energiekreise langsamer und wann schneller?

Diese Übung soll uns zeigen, wie Gedanken unser Energiefeld beeinflussen. Schlechte Gedanken verdrecken den Energiekreisel, sie verlangsamen die Drehung. Gute Gedanken beschleunigen die Drehgeschwindigkeit der Kreisel.

- **Wahrnehmung durch die Hände**

Hände können sanft und grob sein. Sie können Empfindungen ausdrücken und fühlen, Dinge wahrnehmen wie kein anderes Organ. Sie sind mit den Energiebahnen unseres Körpers verbunden.

Wir haben einen Finger, den man Zeigefinger nennt. Wir zeigen mit diesem Finger auf Gegenstände, Menschen. Dieser Finger kann aber viel mehr. Er ist ein sehr sensibles Testorgan. Um sich bewusst zu machen, dass auch um unsere Hände Energiefelder aufgebaut sind und wie sie sich anfühlen, eignet sich nachstehende Übung. Werden wir uns der Energie unserer Hände bewusst.

Übung:

Wir reiben unsere Hände.

Dann bewegen wir die Hände in senkrechter Haltung aufeinander zu. Wir spüren, wenn wir die Hände

aufeinander zu bewegen, einen leichten Widerstand.
Das ist unser Energiefeld. Oder nehmen wir unseren
rechten Zeigefinger und bewegen ihn in Richtung linke
Hand, dann wird es noch deutlicher.

Übung:

Reibt beide Hände aneinander. Nehmt sie dann
auseinander und zeigt mit eurem rechten Zeigefinger in
Richtung der linken Handmitte. Ihr werdet einen kleinen
Widerstand fühlen, wenn ihr euch mit eurem rechten
Zeigefinger der Handmitte nähert. Das ist eure Energie,
die Ihr wahrnehmt. Genauso könnt Ihr mit eurem
Zeigefinger energetische Veränderungen an jedem
Körperteil austesten.

Am einfachsten ist es an Händen und Füßen. Wenn Ihr
oder die zu behandelnde Person ein körperliches
Problem habt, reflektiert dieses auf die entsprechenden
Energiepunkte an den Händen und Füßen.

Übung:

Einfach ist es, Veränderungen bei Personen durch den
Vergleich festzustellen.

Die rechte und linke Körperhälfte des Menschen eignen
sich für solche Übungen besonders. Dabei stellt sich
die Testperson hin. Ausgehend vom Kopf gehen wir,
ohne den Körper zu berühren, am Energiefeld entlang
bis zu den Füßen. Wir konzentrieren uns darauf, ob wir
Unterschiede in den Empfindungen der Hände
feststellen.

Fühlt sich eine Seite wärmer oder kälter an? Welche
Unterschiede können wir wahrnehmen? Was
empfinden wir als richtig, was als fasch? In welchem
Abstand zum Körper beginnen wir, etwas zu fühlen,
einen leichten Druck, der unserer Hand entgegenwirkt?

Wie empfinden wir das Energiefeld insgesamt?

Stellen wir Unterschiede fest, gleichen wir das Energiefeld durch Streichen, von der Wirbelsäule ausgehend, oder von den Schultern zu den Händen, von den Oberschenkeln zu den Füßen, in Abhängigkeit davon, wo wir einen Unterschied festgestellt haben, aus. Diese alte Methode findet zurzeit wieder Einzug in die Medizin. Ausstreichungen haben harmonisierenden Einfluss auf unser Energiesystem. Das Schmerzempfinden reduziert sich, es müssen nicht mehr so viele Medikamente genommen werden. Die Nebenwirkung dieser Medikamente ist damit geringer.

Übung: Energiestärke wahrnehmen

Eine Person stellt sich hin, eine andere geht bis ans Ende des Raumes, streckt ihre Handflächen in Richtung der Versuchsperson und geht auf sie zu. Sie spürt mit ihren Händen, wo sie das Energiefeld der betroffenen Person zum ersten Mal berührt. Eine zweite Person macht das parallel. Es ist ein guter Test zur Überprüfung der eigenen Wahrnehmungsfähigkeit.

- **Energie sehen mit den Augen**

Wenn Wesen um uns sind, nehmen wir sie optisch nur nicht wahr, weil unsere Augen auf ein bestimmtes Schwingungsspektrum, auf eine bestimmte Spannbreite von Farbschwingungen, ausgerichtet sind.

In den letzten Jahren werden immer mehr Kinder geboren, die diese Dinge sehen können. Sie haben in sich bereits genetisch eine entsprechende Erweiterung der Wahrnehmungsfähigkeit. Auch wir haben diese Veranlagung, sie ist nur verkümmert.

Wie kann man seine Wahrnehmungsfähigkeit erweitern?

Wer ist nicht schon mal aus einem hellen in einen
dunklen Raum gegangen? Zuerst umfängt uns
Dunkelheit. Erst, wenn sich unsere Sinnesorgane, die
Augen, an diese Dunkelheit gewöhnt haben, beginnen
wir, etwas wahrzunehmen. Das heißt nicht, dass es im
Raum heller wurde. Nur unsere
Wahrnehmungsfähigkeit justierte sich neu. Ähnlich ist
es mit dem optischen Sehen mit unseren physischen
Augen.

Übung:

Wir wollen versuchen, die Energie der Hände mit den
Augen wahrzunehmen.

Wir stellen vor uns ein Teelicht auf.

Wir reiben die Hände und verbinden die Hände in
Augenhöhe, in Blickrichtung Kerze haltend, durch
unsere beiden Zeigefinger.

Dann lösen wir ganz langsam diese Verbindung.

Im Kerzenlicht werden wir einen feinen, hauchdünnen
Faden sehen, unsere Energie.

Ähnlich kann man abends im Dunklen verfahren.
Wenn man die Hand hochhält und sich mit den Augen
darauf konzentriert, beginnt man nach einiger Zeit,
einen Lichtkranz um die Finger herum wahrzunehmen.
Diesen Lichtkranz hat jedes Lebewesen, jeder belebte
oder unbelebte Gegenstand.

Dieselbe Übung kann man auch mit Bäumen und
Pflanzen vornehmen. Man setzt sich vor eine Pflanze
bei Tageslicht und betrachtet sie. Spätestens nach 20
Minuten nimmt man die Energie an den Blättern, der
Blüte, an der gesamten Pflanze wahr. Das erinnert an
den Heiligenschein, der auf vielen kirchlichen Bildern,

z. B. bei den Aposteln zu sehen ist. Die Menschen sahen früher diesen Energiekranz real. Wir haben es nur verlernt.

Übung: Energiefeld austesten

Wenn wir auf einen anderen Menschen zugehen, betreten wir sein Energiefeld, ob wir es wollen oder nicht. In Abhängigkeit von der mentalen Stärke und der tagesaktuellen Kondition ist das Energiefeld aus zehn Zentimeter bis über zehn Meter Entfernung durch unsere Hände feststellbar. Probiert es.

Gleichzeitig kann ich Probleme im Energiefeld mit den Händen spüren.

Dazu stellt sich die Versuchsperson mit dem Rücken zu mir. Mit beiden Händen (wobei die Handflächen in Richtung zur Versuchsperson zeigen, gehe ich vom Kopf bis zu den Füßen im Abstand von etwa fünf Zentimetern über den Körper der vor mir stehenden Person. Stelle ich Unterschiede bei der rechten oder linken Körperhälfte fest? Wie fühlen sich die Unterschiede an? Verändert sich die Temperatur, oder ist das Energiefeld fester? Sind Veränderungen vorhanden, kann ich durch Ausstreichungen das Energiefeld harmonisieren. Dies erfolgt, indem ich mehrmals mit beiden Händen vom Kopf zu den Füßen die Energie ausstreiche.

Übung: Erkenne, wer Dich aus der genetischen Linie belastet (Schamanischer Blick)

Setze Dich vor einen Spiegel. Stelle an der rechten Seite ein Teelicht oder eine Kerze hin. Komm zur Ruhe, schalte alle Reize von Außen aus. Entscheide Dich, was Du sehen willst, z. B. Dich noch belastende Ahnenerinnerungen.

Dann schaust Du mit Deinem rechten Auge in das Auge auf der linken Seite Deines Spiegelbildes. Es dauert etwa zehn bis zwanzig Minuten, dann beginnt sich, das Bild im Spiegel zu verändern, Du siehst andere Gesichter. Lass es einfach auf Dich wirken.

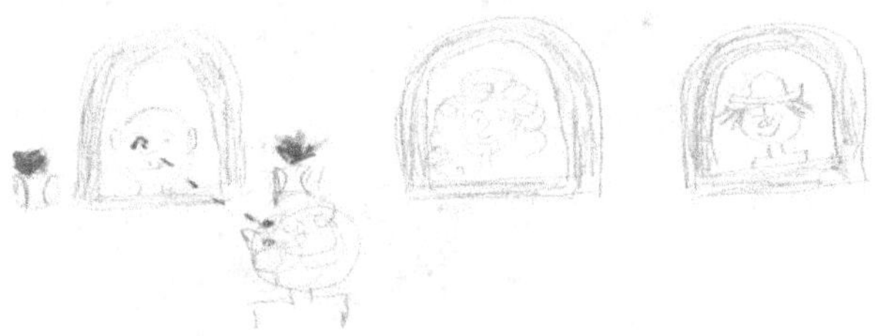

Wenn kein Spiegel vorhanden ist, kann sich auch eine Person gegenüber hinsetzen, und Du benutzt ihr Auge als Spiegel.

Übung: Wahrnehmung des Energiezustandes einer Person

Um diese Wahrnehmung zu schulen, liebe ich die Methode der INKA.

Sie sahen, wie schon dargestellt, in jedem Chakra ein Tier.

So sahen sie im Wurzel-Chakra die Schlange, im Nabel-Chakra einen Jaguar, im Solarplexus einen Kolibri und im Herz-Chakra einen Adler.

Die Schlange steht für Lebenskraft, der Jaguar u. a. für Sexualität, der Kolibri für Ausdauer und der Adler für die Herzenergie.

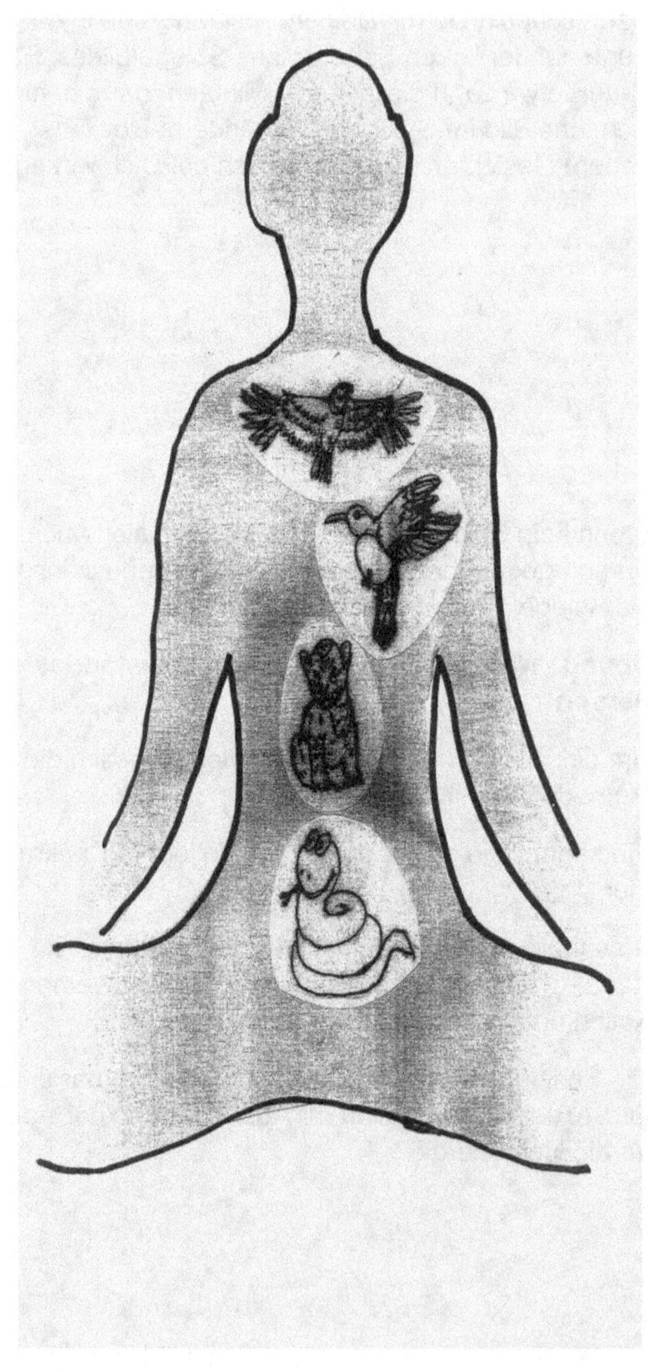

Die Bedeutung im Einzelnen:

Die INKA sahen eine Schlange im Wurzel-Chakra:

Die Schlange gab ihnen Auskunft darüber, wie es der Person auf körperlicher und psychischer Ebene geht.

Die Wahrnehmungsübung beginnt damit, dass man sich ruhig hinsetzt und auf sein eigenes Wurzel-Chakra konzentriert und zur Ruhe kommt. Die Verwendung einer Rassel hilft dabei dem Gehirn, in Gleichklang zu kommen und erleichtert die Wahrnehmungsfähigkeit.

Sie stellten sich zuerst im eigenen Energiefeld eine Schlange vor und schickten diese dann zu der zu behandelnden Person.

Wie sieht die Schlange des anderen aus? Ist sie dünn oder dick, klein oder groß? Welche Farbe hat die Schlange? Wie sieht ihre Haut aus? Geschuppt, glatt, verletzt oder heil?

Anschließend lässt man das Bild der Schlange auf sich wirken.

- Wie empfinde ich sie? Aggressiv, neugierig, kraftvoll, krank, verletzt, kraftlos?
- Wie sieht sie aus? Grün, gelb, grau, mehrfarbig?
- Wo liegt die Schlange? An einem Fluss, einem See, auf einer Wiese, einem Stein? Hängt sie an einem Baum, oder liegt sie in einer Höhle?

Dann verabschiedet sich meine Schlange von der des Anderen und kommt zurück.

Ich beschreibe den Gesamteindruck, den die Schlange auf mich gemacht hat.

Dieselbe Reise macht man dann mit dem Jaguar, den man sich im Nabel-Chakra vorstellt, dem Kolibri im Solarplexus und dem Adler im Herzen.

Jedes dieser Tiere gibt Aufschluss über die unterschiedlichsten emotionalen und körperlichen Aspekte des Menschen.

- **Direkte Wahrnehmung des Herz-Chakras**

Diese Übung basiert auf dem gleichen Prinzip der INKA, die sich in ihrem Herzen einen Adler vorstellen, den sie zu der anderen Person senden, um Informationen zu erhalten.

Wir stellen uns unseren Adler in uns vor und senden ihn zum Adler der vor uns sitzenden Person. Dabei schauen wir uns sein Äußeres und seine Verfassung an. Diese Bilder symbolisieren den Zustand der betrachteten Person. Wenn man Übung darin hat, können auch direkte Gespräche zustande kommen und in der weiteren Entwicklung greift man bei dem Kontakt direkt in das Problem ein, hilft es zu beseitigen.

- **Kontaktaufnahme mit unserer Seele**

Wir kommen zur Ruhe, konzentrieren uns auf den Punkt zwischen den beiden Brüsten, den Schwanenpunkt, den Sitz der Seele.

Wir stellen uns vor, wir gehen zu unserer Seele. Wir kommen an eine große Tür.

Diese Tür ist alt, mit vielen Beschlägen aus Metall. Wir klopfen an diese Tür und bitten um Einlass. Die Tür öffnet sich und wir betreten einen Raum.

Was ist in diesem Raum? Was sehen wir? Wie sieht unsere Seele aus? Erscheint sie uns als kleines Kind, als ein Wesen nur aus Licht, dessen Form sich wandelt? Sehen wir nur Licht oder Dunkelheit? Wie nehmen wir unsere Seele wahr?

Jetzt kommt sie auf uns zu, begrüßt uns. Will sie uns etwas sagen oder zeigen?

Leben wir das Leben, das für uns bestimmt war? Was belastet sie?

Lasst Euch auf das Gespräch ein. Ihre Probleme kann sie in Bildern, Gefühlen oder Gedanken an Euch übertragen.

Ihr könnt auch direkt Veränderungen vornehmen, ihr direkt helfen.

Wir verabschieden uns und verlassen den Raum. Die Tür schließt sich hinter uns.

- **Gedankenübertragung**

Dass der Mensch die Gedanken und Gefühle anderer empfangen oder auch lesen können soll, hat man uns bereits in diversen Fernsehsendungen gezeigt. Ob wir es geglaubt haben, sei dahingestellt. Für uns haben wir es negiert: ‚Das kann ich nicht'. Aber: In gewissem Umfang kann das jeder.

Wir setzen immer zwei Personen Rücken an Rücken.

Eine Person fungiert als Sender, die andere als Empfänger.

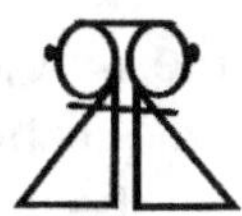

Die Person, die sich entschlossen hat, als Sender zu fungieren, stellt sich jetzt einen Gegenstand vor. Das muss für diese Übung ein Gegenstand sein, den sie auch mit einem Gefühl verbinden kann,

z. B.   Sonne   -   warm
   Fisch   -   glitschig, nass
   Rotwein   -   lecker.

Diesen Gegenstand malt sie auf ein Stück Papier, zur späteren Kontrolle, und deckt es ab.

Die andere Person, der Empfänger, hat sich in der Zwischenzeit entspannt und sollte meditativ versuchen, in die Gedankenleere zu kommen (ist nicht zwingend erforderlich).

Jetzt denkt der Sendende nur noch an den von ihm ausgewählten Gegenstand und erzeugt in sich das Gefühl, das mit diesem Gegenstand verbunden ist. Wenn er das Zeichen erhält, konzentriert er sich darauf, dieses Bild zu der hinter ihm sitzenden Person, dem Empfänger, zu senden.

In einer Gruppenübung von sieben Paaren hat nur einer den gesendeten Gegenstand nicht erkannt.

3.) Reinigung des Energiekörpers und Lösen von Blockaden

Wurden wir betrogen, vergleichen wir jede Situation mit der gemachten Erfahrung.

Wir engen selbst durch die Brille, durch die wir die einzelnen Ereignisse betrachten, unsere Möglichkeiten ein. Wir bewerten, ohne ausreichend zu prüfen, basierend auf Gefühlen aus der Vergangenheit, die in keinem Fall noch real sein müssen. Ich schreie: „Hilfe", wenn meine Schwiegermutter kommt. Ich denke nicht. Mein Geist erzeugt ein Gefühl der Ablehnung aufgrund von Erfahrungen.

Die will wieder was von mir, habe ich schon wieder was falsch gemacht?

Das Unterbewusstsein ist somit wie ein Programm zu sehen, das uns immer wieder dieselben Energien erzeugen lässt, basierend auf Erfahrungen.

Vielleicht will der Nachbar nur mal nett sein, aber vor zehn Jahren hatte man einen Streit. Worum ging es noch? Schon vergessen, also warum habe ich heute noch immer Vorurteile ?

Weil mein Speicher, meine Zellen, es noch immer festhalten, weil wir diesen Speicher nicht wie beim Computer einfach gelöscht haben.

Warum nicht? Warum schleppen wir den Ballast der Ablehnung der Kindheit immer noch mit 50 Jahren mit uns rum?

Warum wird unser mangelndes Selbstwertgefühl immer noch von den Ereignissen der Kindheit genährt und wir lassen nicht los? Weil wir es nicht wissen.

Wir hetzen durch das Leben und bemerken nicht, dass die Probleme, die wir ständig zu lösen versuchen, wir selbst sind. Dass wir durch unsere Ignoranz diese Probleme erzeugt haben. Dass wir der Auslöser unserer Probleme sind. Dass wir immer in Resonanz zu ähnlichen Ereignissen gehen, diese regelrecht anziehen.

Also versuchen wir, sie zu lösen, uns von diesem Dreck und Müll in unserem Energiefeld zu befreien.

Aber, halt stopp! Das heißt nicht, dass wir die Verletzungen der Kindheit, den Freund, der uns reingelegt hat, den Reinfall im Job vergessen sollen.

Nein, das sind Erfahrungen, die wir gemacht haben, durch die wir so geworden sind, wie wir heute sind.

Nur die Gefühle, die Glaubensgrundsätze, Lebenseinstellungen, die diese Ereignisse bei uns erzeugt haben, sollen verschwinden und uns nicht mehr belasten.

Das Gefühl des Ausgeliefertseins, dass Kinder nach einer Vergewaltigung haben, der Ekel, die Wut, die sich dann meistens zerstörerisch gegen einen selbst richten.

Hat man vielleicht selbst schuld? Warum bist du abends noch rausgegangen? Wenn dein Rock nicht so kurz gewesen wäre, wäre es nicht passiert. Wenn du mit deiner Bluse nicht so gereizt hättest?

Man bat mich, ein Kind aus einem Kinderheim zu behandeln. Es ist jetzt fast zehn Jahre her. Ich machte eine Fernbehandlung.

Das Mädchen war vom Onkel missbraucht worden.

Während der Behandlung veränderte sie sich. Man berichtete mir, dass ihre Augen wieder strahlten und sie, die sich alleine in eine Ecke gesetzt hatte, zu anderen Kindern ging und anfing zu spielen. Ich hatte nur die Gefühle gelöscht, und das Leben begann für sie wieder neu.

- **Magnetiseur**

Über viele Jahre wurden Verfahren, die u. a. auf den elektromagnetischen Eigenschaften des Menschen beruhen, in der Medizin angewendet.

Verfahren, die Franz Anton Mesmer entwickelt hat.

Er hatte erkannt, dass Magnetfelder Einfluss auf die Gesundheit der Menschen haben und führte u. a. Ausstreichungen ein. Wenn nun der Heiler seine Hände rieb, erzeugte er magnetische Energie und strich mit seinen Händen am Energiefeld des Patienten entlang.

Wenn der Magnetiseur bis zu 20mal vom Kopf bis zu den Füßen die Energie ausstrich, entfernte er damit Ablagerungen aus dem Energiefeld und reinigte die Chakren. In vielen Fällen trat Müdigkeit auf, und Patienten schliefen ein. Als Nebenwirkung konnte dabei ein leicht ein hypnotischer Zustand auftreten, den man mit entgegengesetzter Streichung vom Fuß zum Kopf (Energiezufuhr) wieder beheben konnte. Nach der Behandlung fühlten sich die Patienten leicht, wohl aber etwas erschöpft.

Die Ausstreichungen wurden auch über die Arme, Beine oder den Kopf vorgenommen. Wie bereits erwähnt, findet diese Technik wieder Einzug in die Kliniken, da durch die Ausstreichungen das Energiefeld harmonisiert wird, das Schmerzempfinden sich verändert und so weniger Medikamente benötigt werden.

Übung:

Der Patient liegt vor uns.

Wir reiben die Hände aneinander und erzeugen so eine Aufladung der Hände. Vom Kopf beginnend, streichen wir nun (am einfachsten ist es, wenn der Patient liegt) vom Kopf über den ganzen Körper in einem Abstand von fünf bis zehn Zentimetern. Am Fußende angekommen, schütteln wir unsere Hände in Richtung Erde aus und befreien uns so von den schweren Energien, von dem Schmutz, den wir bei dieser Ausstreichung mit unseren Händen aufgenommen haben. Dann wiederholen wir diesen Vorgang.

Wichtig ist, dass wir nach der Behandlung unsere Hände in einer Schüssel mit Salzwasser waschen, um zu verhindern, dass ein Rest von Schmutz an uns kleben bleibt und unser Hand-Chakra blockiert.

- **INKA-Prinzip**

Wie geht das?

Fremdbehandlung

1. Ich schaffe einen geschützten Raum (Ich hebe meine Hände über meinen Kopf und ziehe mein neuntes Chakra über mich und meinen Patienten).

   Um uns rum ist ständig Energie der unterschiedlichsten Art. Ein Arzt geht zu einer Operation in einen sterilen Raum, wir bauen uns so einen vor Fremdenergie geschützten Raum für unsere Behandlung.

2. Der zu Behandelnde legt sich auf den Rücken, nimmt einen Stein in beide Hände und konzentriert sich auf ein Thema, das er bearbeiten möchte. Dieses kann körperlicher Art sein, oder es kann sich um Probleme des Alltags handeln. Dabei erzeugt er das Gefühl in sich, das mit diesem Problem verbunden ist: Wut, Angst, Ablehnung, Schmerz. Dieses Gefühl bläst er dann 3mal in den Stein. Den Stein platziert er dort auf dem Körper, wo es ihm richtig erscheint.
   Warum tun wir das? Unsere Gedanken beeinflussen unser Energiefeld. Wenn ich an ein Problem denke, reagieren die Energiefelder, die mit diesem Problem in unmittelbarem Zusammenhang stehen. Wenn die Gedanken des Patienten während der Behandlung wandern, reagieren andere Chakren, ich habe als Heiler dann das Gefühl, dass ich nie fertig werde. Der Stein

speichert die Energie des einen Problems und dadurch, dass ich den Stein an oder auf meinem Körper platziere, bleibt dieses eine Problem präsent, und ich arbeite nur daran.

3. Dann testen wir, wie welches Chakra belastet ist. Dazu gibt es viele Möglichkeiten. Wenn man anfängt, die Energiewahrnehmung zu erlernen, ist es oft so, dass man sich selbst, seinen Wahrnehmungen nicht traut. Deshalb bietet sich zum Lernen das Pendel an. Andererseits kann ich auch mit der Hand testen, indem ich mit der Hand die Drehgeschwindigkeit des Chakras fühle. Steht es, oder wie fühlt sich seine Bewegung an?
Zum Vergleich fühlt man mit der rechten Hand ein Chakra nach dem anderen.

4. Wenn das Pendel uns eine Blockade bestätigt, oder wir mit der Hand keine oder nur eine schwache Bewegung des Chakras feststellen, ist das Chakra blockiert. Diese Blockade kann unterschiedliche Ursachen haben. Sorgen, Nöte, Dinge, die wir erlebt und nicht verarbeitet haben, sich am falschen Platz zu fühlen und vieles mehr. Wenn man gelernt hat, Energie wahrzunehmen, weiß man, was es ist. Bis dahin begnügen wir uns mit der Reinigung des Chakras.
Das Chakra wird durch kreisende Bewegung der Hand geöffnet und mit senkrecht auf den Körper weisende Finger – bei leichter Drehbewegung der Hand – gespürt, wo sich Blockaden befinden. Man merkt dabei deutlich, wo die Energie fester wird. Dann versucht man, die Fremdenergie zu fassen und herauszuziehen. Gegebenenfalls nimmt man die andere Hand mit zur Hilfe.

5. Das oder die blockierten Chakren werden dann gereinigt, indem man sie durch eine drehende Bewegung der rechten (oder linken) Hand öffnet und mit dem Gedanken der Reinigung schwere Energie entfernt.
Dabei stellt man sich vor, dass man die Energie einfach aus dem Chakra rausnimmt und zur Erde schleudert. Diese Reinigung wiederholt man so lange, bis sich die Chakren wieder drehen (Handtestung) oder das Pendel keine Belastung mehr anzeigt.

Kommt es trotz wiederholter Reinigung immer wieder zu Stillstand oder zur Verringerung der Drehgeschwindigkeit der einzelnen Chakren, muss tiefer in die Ursachensuche eingestiegen werden. Gelingt es uns nicht trotz intensiver Reinigung, die Energiekreise sauber zu bekommen, wird es Zeit, einige zusätzliche Fragen zu stellen:

1. Sind Fremdenergien in einem dieser Energiekreise?
2. Gibt es Probleme in der genetischen Linie oder Behinderungen durch im jetzigen Leben entstandene Glaubensgrundsätze? Wenn nicht, wird das Chakra über dem rechten Knie getestet. Wenn es sich nicht dreht, gibt es Belastungen aus der genetischen Linie. In diesem Fall wird das Bild vom Lichtkanal (siehe Cover) auf das Knie gelegt, die Hände des Behandlers sind rechts und links vom Knie, und es wird um Ausgleich (Gifu), um Gnade gebeten.
3. Sind Verfluchungen, Verwünschungen, Selbstbestrafungsprogramme aktiv? Dann erfolgt die Löschung von der Befehlsebene.
4. Bestehen alte Verträge? Auch diese werden von der Befehlsebene gelöscht.
5. Gibt es Energieabflüsse, oder sind energetische Muster von Verletzungen im Energiefeld manifestiert?

Durch Abtasten des Energiekörpers lässt sich das überprüfen und durch Rausziehen oder Handauflegen beseitigen.

Eigenbehandlung

Als erstes sucht man sich neun Steine. Dazu kann man in den Wald oder ans Wasser gehen. Wer dazu keine Gelegenheit hat oder die Energie der nachstehend aufgeführten Behandlung erhöhen will, kann auch Chakren-Steine kaufen, die u. a. beim Internetportal Amazon angeboten werden.

Die Wirkungserhöhung durch bestimmte Steine beruht darauf, dass alle Energiekreise sich in bestimmten Schwingungsfrequenzen bewegen. Wenn man Energie sehen kann, ist ein entsprechendes Farbspektrum wahrnehmbar. Edelsteine haben, wenn sie in Farbe und dem Material der Kristallstruktur mit dem Chakra übereinstimmen, somit eine stimulierende, eine die Energie verstärkende Wirkung. Sie verbessern damit den Fluss der Heilenergie und helfen bei der Reinigung der Energiekreise.

Dann entscheiden wir uns für ein Problem, das wir behandeln wollen. Dafür nehmen wir uns einen achten Stein und blasen das Gefühl, das sich mit diesem Problem verbindet in den Stein. Dabei kann es sich um ein körperliches Problem oder ein psychisches, eine ungelöste Situation, eine Ausweglosigkeit handeln.

Den Stein nimmt man dann in die linke, die empfangende Hand – In die rechte Hand das Pendel (Bei Linkshändern umgekehrt) und fragt ab: Liegt die Ursache im ersten

Chakra, zweiten Chakra usw.

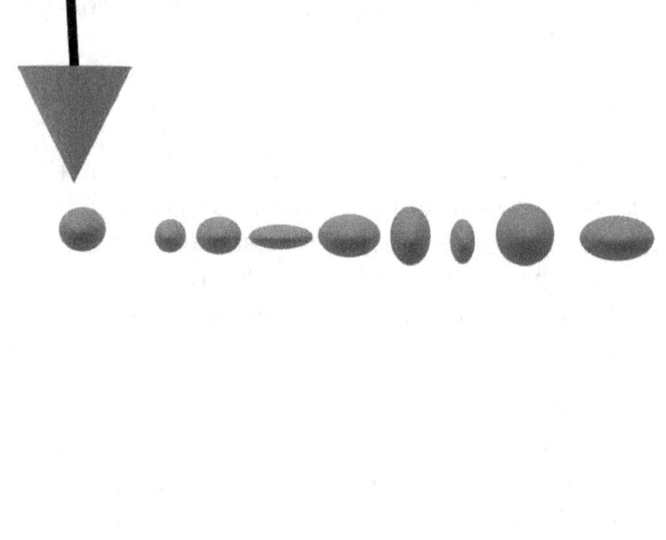

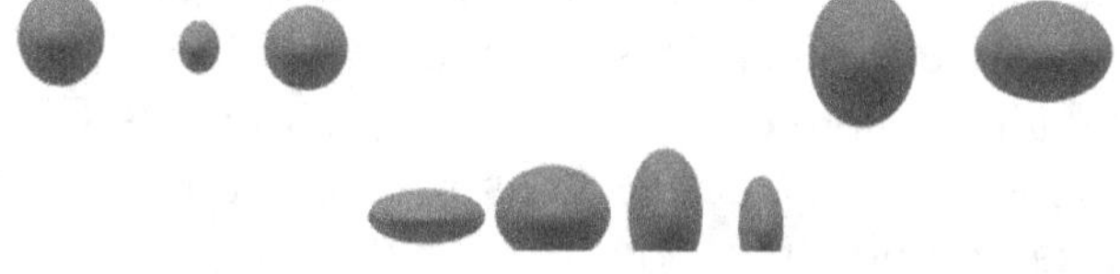

Ein Problem kann Blockaden in mehreren Chakren als Ursache haben. Also gilt es, nicht aufzuhören, wenn man das erste belastete Chakra gefunden hat. Dann folgt das nächste, die Steine, die belastet sind, schiebt man nach oben.

Hat man festgestellt, dass die Blockade im ersten, zweiten, dritten, achten und neunten Chakra liegt, beginnt man damit, diese zu reinigen.

Wie macht man das? Man stellt sich vor, dass man die Energiekreise von oben öffnet und die schwere Energie mit der Hand herausnimmt. Wohin mit dieser Energie?

Hat man den heiligen Raum mit der Methode der INKA geöffnet, besteht da kein Problem. Man stellt sich einfach vor, dass der Jaguar, der ja auch in der Natur dafür sorgt, dass kranke Tiere ausgesondert werden, die schwere belastende Energie auffrisst und in Licht umwandelt.

Hat man diese Form nicht gewählt, kann man sich vorstellen, dass vom Boden ausgehend eine blauviolette Flamme den ganzen Raum ausfüllt und alle negative belastende Energie transformiert und verbrennt. Man kann die Energie auch einfach zur Erde ableiten. Damit übergibt man die Verantwortung für die Wandelung dieser Energie der Erde. Hat die Erde noch genug Kraft dafür?

Warum sind in China, gerade dort, wo viele Menschen Qigong praktizieren, die meisten Naturkatastrophen? Wenn Millionen Menschen ihre negative Energie zur Erde leiten – jeden Tag, wie soll die Erde mit dieser Menge fertig werden?

Wenn man Energie also in der erwähnten Methode ausleitet, sollte man die Energie – statt sie zur Erde zu senden – in Licht wandeln, indem man sich vorstellt, dass diese ausgeleitete Energie Licht wird.

Wenn wir nun jeden Morgen mit Energie arbeiten und an einer Stelle unserer Wohnung die Energie ständig ableiten, brauchen wir uns nicht zu wundern, wenn wir krank werden. Wir haben unsere Wohnung selbst verschmutzt, und der Schmutz fällt auf uns zurück. Also ist es wichtig, immer die auszuleitende Energie in Licht zu wandeln.

Also nehmen wir die Energie mit unserer Gedankenkraft und real mit unserer Hand aus dem Energiefeld und verbrennen sie oder wandeln sie in Licht oder lassen sie vom Jaguar fressen.

Zwischendurch testen wir wieder mit der Ja- und Nein-Methode, ob die Energiekreise sauber sind.

- **Löschung Verwünschung/Verfluchung**

Woher kommen diese Seelen? Da gibt es viele Möglichkeiten: ein verstorbener Verwandter, dessen Seele nicht gehen wollte und einen neuen Körper sucht; Seelen, die Angst haben, vor ihren Schöpfer zu treten; Seelen, die jemanden für begangenes Unrecht bestrafen wollen; Seelen, die aufgrund der materialistischen Erziehung nicht wissen, was mit ihnen passiert ist und nicht wissen, wohin.

Es gibt viele Möglichkeiten, sie sind aber, selbst wenn eine Großmutter es gut meint und ihr Enkelkind nur beschützen will, immer belastend. Der Körper ist nur für eine Seele konzipiert und ist mit mehreren überlastet.

Wir hatten Fälle, wo sich Seelen auf die Schulter gesetzt hatten. Die Personen hatten immer einen Druck im Rücken bzw. auf der Brust und hatten, nachdem sie – die Seele – gegangen war, das Gefühl, eine Last vom Rücken genommen zu bekommen.

Oft sitzen fremde Seelen im Seelenbereich, und diese Personen drehen dann fast durch. Die Ärzte finden nichts. Alle Befunde sind negativ. Trotzdem geht es ihnen schlecht und immer schlechter. Erst die Entfernung der Seelen bringt dann Heilung.

In diesen Fällen ist es notwendig, sich eine Lichtsäule zu visualisieren, wobei sich die Lichtenergie von der Erde zum All bewegt, um den Seelen die Möglichkeit zu geben, sich im Licht zu reinigen und zu gehen. Hat man nicht diese Vorstellungsfähigkeit, kann man das Bild „Seelenkanal" verwenden und so den Seelen die Möglichkeit des Aufstiegs geben oder einen Heiler aufsuchen.

- **Reinigung unseres Energiekörpers von der Befehlsebene**

Glaube, Liebe und Dankbarkeit sind die Basis der Heilarbeit.

Die Aufforderung „Gott befiehl" ist Bibelkundigen bekannt. Was bedeutet das? Im selben Moment, wo Gott einen Befehl ausspricht, wird dieser realisiert.

Wir sind nicht Gott, wie können wir dann befehlen?

Das Sandkorn ist nicht die Wüste, aber trotzdem trägt es die Struktur der ganzen Wüste in sich. So wie die Wüste aus vielen Sandkörnern besteht und erst als eine milliardenfache Ansammlung von ihnen zu der uns Achtung gebietenden Wüste wird – genauso sind wir nicht Gott, aber ein Teil von ihm.

Verbinden wir uns bewusst mit der Quelle allen Seins (z. B. Gott). So erhalten wir durch diese Vorstellung die Macht der Schaffung neuer Realitäten.

Wir sind eins mit der Quelle (Gott). Sein Wille ist mein Wille, und mein Wille ist sein Wille. Wir befehlen die Reinigung oder die Heilung. Wir sind dann nur noch Beobachter des Vorgangs. Diese Vorgehensweise setzt einen tiefen, von innen kommenden Glauben voraus.

Wir müssen in unserer Vorstellung spüren, wie wir uns mit der Masse verbinden, wie wir eins werden – mit ihm eins werden. Spüren, wie wir uns verbinden, wie wir eins werden mit der Quelle.

Wir sind eins mit allem, und in dieser Situation befehlen wir.

Langer Weg der Verbindung mit Erde und Quelle

- Wir konzentrieren uns auf unser Herz.

- Mit der Energie des Herzens gehen wir die Wirbelsäule runter, raus aus dem Körper in Richtung Erde.
- Wir gehen durch die Schichten der Erde zum warmen Kern und nehmen etwas Energie in die rechte Hand.
- Wir verlassen unseren Körper, den Raum, das Haus und sehen die Erde hinter uns immer kleiner werden.
- Wir verlassen unser Sonnensystem und fliegen durchs Universum. Wir sehen Sterne entstehen und vergehen und erfreuen uns an der Farbenpracht des Alls.
- Mit einmal sehen wir eine dunkle Wand aus Gas und fliegen hindurch – vor uns ergießt sich ein Licht in solch strahlender Helle, wie wir es noch nie gesehen haben.
- Es zieht uns an, und wir fühlen uns zu Hause – wir fliegen zu dieser kugelförmigen Masse, verbinden uns mit ihr und werden eins mit ihr.

Wir sind jetzt eins mit allem und aus dieser Situation heraus befehlen wir.

„Verbunden mit der Quelle, durchdrungen von bedingungsloser Liebe, gebe ich mich mir selbst. Ich befehle die Reinigung der mit mir verbundenen Person

Name:

....

(oder der Personen in diesem Raum).

Alle Energiekreise werden gereinigt, alle schwere Energie in Licht gewandelt, zum Licht geführt – auf allen Ebenen gleichzeitig - in dieser Inkarnation, in allen anderen Inkarnationen über Raum und Zeit – in dieser Realität, in allen anderen Realitäten und in der Leere."

„Danke, es ist geschehen, es ist geschehen, zeig mir wie es geschieht."

Zur Kontrolle, ob der Reinigungsbefehl ausgeführt wurde, hebt der Patient den rechten Arm und drückt ihn nach unten. Er wird einen Druck, einen Widerstand spüren. Dieses kann mehrere Male wiederholt werden, bis der Arm ganz leicht nach unten fällt. Gelingt es nicht, muss noch etwas im Seelenbereich geklärt werden.

Wir beobachten (Die Energie fließt nur solange, solange wir mit unserer Aufmerksamkeit dabei sind).

- Anschließend trennen wir uns wieder von der Quelle und nehmen in unserer Hand etwas Energie mit, die wir wie einen Faden hinter uns herziehen.
- Die Energie in unserer rechten Hand, die uns Mutter Erde mitgab, weist uns den Weg zurück zu unserem Planeten.
- Wir kommen wieder auf der Erde, in diesem Haus, in diesem Raum, in unserem Körper an.
- Wir ziehen den Faden, den wir mitgebracht haben, durch unser Energiefeld – vom Kopf angefangen – die Wirbelsäule abwärts.
- Wir kommen aus unserem Körper raus und gehen wieder durch die Erdschichten zum Kern der Erde.
- Dort geben wir die Energie, die uns den Weg gezeigt hat, der Erde zurück und

verbinden den Faden, den wir hinter uns
hergezogen haben, mit der Erde.

- Dann gehen wir wieder durch die
  Erdschichten zurück in unseren Körper.
- Die Energie der Quelle, verbunden mit der
  Erde, sendet ihre reinigenden Strahlen
  durch unser Energiefeld.

Wenn Ihr den Weg verinnerlicht habt, denkt Ihr nur
an die Quelle, und Ihr seid da und könnt die
Befehle geben. Üben, üben, üben.

- **Reinigungsmeditation**

Ich stelle mir vor, dass mich die blau-violette Flamme der
Heiler von den Füßen bis über den Kopf und bis zu zehn
Meter Entfernung (Vorstellung eines eiförmigen Raumes
mit einem Radius von zehn Metern, in dem ich mich
befinde) umhüllt.

Diese Flamme bitte ich mit folgenden Worten um Hilfe:

Blau-violette Flamme der Heiler, verbrenne alle negativen
Gedanken und Gefühle und verhindere, dass sie auf mich
zurückfallen.

- **Angehaftete Seelen zum Licht führen**

Über Monate hinweg habe ich jeden Abend 20 Minuten lang Lichtkanäle gesetzt, um es den Seelen, die nicht den Weg ins Licht finden konnten, zu ermöglichen, durch mein Energiefeld zu gehen. Dabei stellte ich mir einen durch meinen Körper gehenden Lichtkanal vor, der von der Erde zum Himmel reichte und gefüllt war mit sich spiralförmig nach oben bewegendem Licht. Dann hatte ich einen Unfall und viele Blutergüsse. Es war mir nicht möglich, den Lichtkanal bei den Schmerzen aufrecht zu erhalten. Was tun? Mit einmal musste ich in der Nacht aufstehen und skizzierte ein Bild mit genauen Maßen: einen stehenden Lichtkanal. Ich hatte – außer in meiner Kindheit – noch nie ein Bild gemalt. Also erstmal eine Staffelei, Leinwand und Farbe organisieren. Die Abmaße, 1 Meter mal 1 Meter, waren auch ein Problem. Das Bild wurde fertig, es zeigt einen Kanal, der es den Seelen ermöglicht, sich zu reinigen und ihnen so die Kraft gibt, um zum Licht zu gehen.

Er wird gebildet durch zwei Kreise.

Der innere Kreis – weiß – steht für weißes glühendes Feuer, das gehalten wird durch den blauen Ring des Eises, der gefestigt wird durch 24 Runen der All-Liebe.

In der Mitte befindet sich der grüne Würfel der Natura. Die Symbole im Würfel stehen für: Feuer, Eis, Luft und Erde – die vier Elemente, aus denen unsere materielle Welt besteht.

Die Rune Thurisaz schafft einen Kanal, durch den die Rune Sol, die Kraft des Lichtes und der Sonne, wirkt.

Diese beiden Runen, die ständig von kosmischer Energie gespeist werden, schaffen und halten den Lichtkanal.

Weil viele Seelen von negativen Erinnerungen beschwert sind, gehen diese durch einen Bereich der Reinigung.

Diese Scheibe der Reinigung wird gebildet durch die kosmischen Urkräfte der Runen:

> Sowilo, die Kraft der Sonne
> Wrynjo, die Kraft der Liebe
> Othila, die Macht der Vollendung
> und Dagaz, die Kraft des Wandels.

So gereinigt, gibt die Spirale der Seele die Kraft, den Weg durch den Kanal zu finden.

Es handelt sich hierbei um einen stehenden Kanal des Lichts. Den Seelen steht es frei, durch diesen Kanal zum Licht zu gehen. Es wird ihnen die Möglichkeit gegeben, es zu tun.

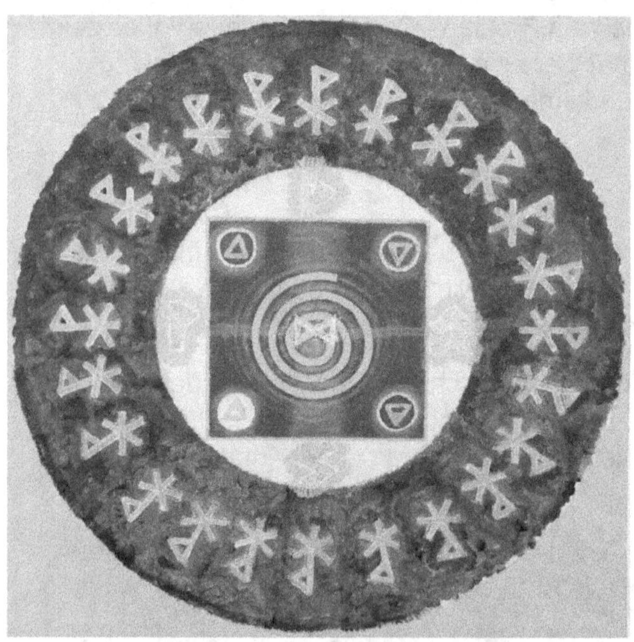

Wenn das Bild an der Wand hängt und wir stellen uns davor, können die in unserem Energiefeld befindlichen Seelen gehen. Die meisten beschrieben es mit einem Zug, einem Kältegefühl oder dem Gefühl einer leichten Berührung.

Es aktiviert sich von alleine, wenn Seelen in unserem Energiefeld sind. Das Original ist, wie schon angedeutet, 1 mal 1 Meter groß, und die Symbole sind mit Gold belegt.

Als ich es bei einer Behandlung einsetzte, passierte Folgendes: Schwere Energie aus früheren Leben belastete das Energiefeld der Patientin. Ich legte das Foto auf das Knie und wusste einfach, dass ich über die göttliche Gnade (Die Bitte um göttliche Gnade ist eine Bitte um Ausgleich) meditieren musste. Ich legte meine Hände zu beiden Seiten des rechten Knies und bat um Gnade. Was dann passierte, werde ich nie vergessen. Unabhängig davon, was es war, es löste sich. Es war, als ob sie frei wurde.

Das Energiefeld veränderte sich, die Drehgeschwindigkeit des rechten Knie-Chakras beschleunigte sich stark. Sie war frei.

Später mussten wir feststellen, dass Bestrafungsprogramme, die noch aktiv sind, mit dieser Methode nicht zu lösen sind.

Man kann es auch auf die einzelnen Chakren auflegen (das Herz-Chakra und den Schwanenpunkt auslassen), um Fremdenergie aus den Chakren zu entfernen.

Versucht es einfach und seht, was es mit Euch macht.

Wichtig ist, wenn man es für sich oder andere anwendet, die Konzentration auf göttliche Gnade, die Bitte um Ausgleich, das Gefühl der Gnade in sich zu erzeugen.

- **Befehl**

Gott befiehlt, es ist keine Blasphemie, auch wir können das, aber nur, wenn wir uns verbinden, mit der Quelle allen Seins. Ein Sandkorn ist nichts, aber in Verbindung mit aber Billionen Sandkörnern bildet es eine Wüste, und die strahlt Macht aus.

Dabei begeben wir uns auf die Befehlsebene, zur Quelle aller Energie. Wir verbinden uns mit der Quelle und befehlen die Heilung und beobachten dann, was geschieht.

Verbindung zur Befehlsebene

- **Bitte**

Wir haben das Recht, um Hilfe zu bitten. Jesus sagte – erklärte –, dass man so beten solle, als wenn man etwas schon hätte. Dabei sei das Gefühl, es ist da, in sich zu erzeugen.

Engel und andere Lichtwesen dürfen uns nur helfen, wenn wir sie darum bitten und wenn wir es selbst nicht können. Als ich begann zu heilen, hatte ich immer das Gefühl, dass ganz viele Engel und Helfer mir zur Seite standen. Mit der Zeit wurden das immer weniger, und ich dachte schon, dass die nichts mehr mit mir zu tun haben wollten. Wenn ich etwas nicht schaffte und um Hilfe bat, waren sie immer da, nur sie halfen nicht immer, warum? Wenn ich es selbst konnte, durften sie nicht eingreifen, es dauerte, bis ich das verstand.

- **Eireinigung**

Die Eireinigung, ist eine einzigartige Methode zur Reinigung des Energiekörpers. Dabei wird ein rohes Ei mit seiner Schale sanft über den Körper und die Aura der zu reinigenden Person gestrichen. Das Ei nimmt die negative Energie auf und bindet sie im Inneren. Wir nutzen die Eireinigung, um starre und stagnierende Energie aus dem

Energiekörper zu entfernen. Wenn man das Ei
anschließend aufschlägt, sehen das Eiweiß und das Eigelb
dunkel aus. (Bitte wegkippen!)
Diese Fähigkeit der Absorbierung bestimmter Energien
führt dazu, dass bei einer Reihe von Tibetanischen
Heilmethoden der Verzehr von Eiern noch Tage nach der
Einnahme bestimmter Kräutersubstanzen oder
energetischer Behandlungen untersagt ist.

- **Das Lied von der Großen Spirale**

Bei der Reinigung setze ich auch gern das Lied von der
Großen Spirale ein. Es zieht fremde Energien aus dem
Energiefeld. Beim Singen bewege ich meine rechte Hand
spiralförmig von innen nach außen. Das Lied wird von
vielen im Internet gesungen, hört es Euch an.

- **Energetischer Waschgang
  (Reinigungsmeditation)**

Wir liegen auf einer grünen Wiese. Das Gras duftet, und
wir fühlen uns einfach wohl.

Die Sonne scheint auf unsere Haut, es ist angenehm
warm, und wir fühlen uns geborgen.

Langsam atmen wir ein und aus. Beim Einatmen stellen wir
uns vor, dass wir goldenes Licht einatmen und beim
Ausatmen dieses goldene Licht zu unserem rechten Fuß
schicken.

Und wir atmen ein und aus und schicken das goldene Licht
in unseren rechten Fuß.

Wir atmen goldenes Licht ein, und beim Ausatmen senden
wir dieses goldene Licht in unseren linken Fuß, und wir
atmen ein und aus und senden Licht in unseren linken
Fuß. Wir spüren, wie sich unser Fuß immer mehr mit
goldenem Licht füllt und alle Verspannungen
verschwinden.

Wir atmen goldenes Licht ein und aus und senden es zu unserem rechten Knie, wir atmen goldenes Licht ein und aus und senden es zu unserer rechten Wade, wir spüren, wie das Licht Ablagerungen löst und in Licht wandelt, wie sich Verkrampfungen lösen. Und wir atmen weiter goldenes Licht ein und aus und schicken das goldene Licht in unsere linke Wade. Und auch da spüren wir, wie sich Ablagerungen lösen und in Licht gewandelt werden.

Wir atmen goldenes Licht ein und aus und schicken es zu unserem rechten Knie. Das Licht umspielt unsere Knochen und heilt alte Verletzungen, Narben. Es löst kleine Partikel, die durch Verschleiß entstanden sind und nun in unserer Knorpelmasse durch Reibung Entzündungen hervorrufen. Und wir atmen weiter goldenes Licht ein und aus. Und das Licht löst Anhaftungen an die Vergangenheit, in frühere Leben. Und wir atmen goldenes Licht ein und aus und schicken das Licht zu unserem linken Knie. Das Licht umspielt unsere Knochen und heilt alte Verletzungen, Narben, es löst kleine Partikel, die durch Verschleiß entstanden sind und nun in unserer Knorpelmasse durch Reibung Entzündungen hervorrufen. Und wir atmen weiter goldenes Licht ein und aus und senden es zu unserem rechten Oberschenkel. Und es füllt den Oberschenkel mit Licht. Und wir atmen goldenes Licht ein und aus und senden es zu unserem linken Oberschenkel, und das Licht füllt unseren linken Oberschenkel.

Wir atmen goldenes Licht ein und aus und senden es zu unserem Bauch. Wir spüren, wie sich der Bauch mit goldenem Licht füllt, wie das Licht die Darmwände durchdringt, sich Ablagerungen lösen und in Licht wandeln, wie unser Darm beweglicher wird. Wir atmen goldenes Licht ein und aus und merken, wie das Licht das natürliche Gleichgewicht der Darmflora wiederherstellt. Wir atmen goldenes Licht ein und aus, merken, wie das Licht unseren Bauchnabel umspielt, wie sich ein trichterförmiger Wirbel bildet.

Wir atmen goldenes Licht ein und aus und spüren wie sich unsere Nieren mit goldenem Licht füllen, wie sich Steine, Grieß lösen und die Ablagerungen in Licht gewandelt werden, wie ein Strom von Licht unsere Nieren und unsere Blase durchdringt und Ängste, die sich auf diese Organe gelegt haben und uns belasten, nach und nach schwinden. Wir atmen ein und aus und spüren, wie sich unser Magen mit goldenem Licht füllt und alle Energieklöße lösen, die sich in ihm befinden. Energieklöße, die entstanden sind, weil wir uns zurückgehalten haben, unsere Meinung, unseren Ärger immer wieder hinunterschluckten. Energieklöße, die zu Magenbeschwerden führen können oder bereits geführt haben.

Wir atmen goldenes Licht ein und aus und schicken es zu unserer Leber und sehen, wie das Licht Verstopfungen in den Poren der Leber löst, sie einfach von innen rausgedrückt werden und sich in Licht wandeln. Und wir atmen weiter Licht in unsere Leber und weiter und immer weiter.

Wir atmen Licht in unsere Galle und in die Gallengänge und befreien sie von Steinen, von Ablagerungen, die durch eine ungesunde Ernährungsweise entstanden.

Wir atmen goldenes Licht ein und aus und schicken es zu unserer Lunge. Wir atmen es in jedem Lungenbläschen ein und spüren, wie sich die Lunge immer mehr mit goldenem Licht füllt, wie Ablagerungen sich aus den Lungenflügeln lösen und wir immer freier atmen können. Wir atmen goldenes Licht ein und aus und senden es zu unserem Herzen. Wir spüren, wie sich Narben in unserem Herzen lösen, wie sie nach und nach verschwinden. Und atmen goldenes Licht ein und aus, das Licht reinigt emotionale Wunden und füllt sie dann aus mit Licht, damit sie heilen. Und wir atmen weiterhin ein und aus, bis wir das Gefühl haben, dass unser Herz voll von Licht ist. Dann atmen wir in unseren Hals und unseren Kopf, und das Licht füllt unseren Hals und befreit uns von, mit negativen Gefühlen belasteten Gedanken, die wir angesammelt haben. Und wir atmen goldenes Licht ein und aus und füllen es in unseren Kopf. Immer wiederkehrende Gedankenschleifen und Gedankenmuster lösen sich, und wir haben wieder Freiraum für neue Ideen und neue Erfahrungen. Unser Kopf füllt sich immer mehr mit goldenem Licht, bis es überquillt und aus unserem Scheitel sprudelt.

Jetzt konzentrieren wir uns auf unser Herz, wie fühlt es sich an? Warm? Weich? Wir spüren hinein in unser Herz.

Mit der Energie unseres Herzens gehen wir dann die Wirbelsäule, Wirbel für Wirbel, nach unten, in Richtung Erde, verlassen am Steiß unseren Körper, durchdringen die einzelnen Erdschichten und gelangen zum warmen Kern der Erde. Da nehmen wir uns etwas Energie mit, das heißt, wir nehmen sie real in unsere linke Hand, schließen die Hand und halten sie fest. Dann gehen wir wieder zurück durch die einzelnen Erdschichten, treten wieder in unseren Körper ein, gehen die Wirbelsäule, Wirbel für Wirbel, nach oben, an unserem Herzen vorbei, an den Nackenwirbeln bis zu unserem Scheitel und treten aus dem Körper aus. Wir verlassen das Haus, das unter uns immer kleiner wird, verlassen die Erde, diesen herrlichen blauen Planeten, bewundern die Schönheit unseres Sonnensystems und fliegen immer weiter durch das Universum. Wir sehen die Schönheit der Schöpfung in einer unvergleichlichen Farbenpracht, Galaxien entstehen und vergehen und wir fliegen immer weiter, bis wir einen dunklen Nebel wie eine Wand vor uns sehen. Wir fliegen durch den Nebel und sehen, strahlend weiß, schöner als ein Stern, die Quelle, die Quelle allen Seins. Wir spüren: Hier bin ich zu Hause. Wir genießen dieses Gefühl der Harmonie.

Wir fliegen hin, verbinden uns mit ihr und sind durchdrungen von dem Gefühl der Harmonie, der Liebe, des Eins-Seins mit allem, was ist. Lasst Euch Zeit. Dann trennen wir uns sanft von der Quelle, nehmen aber etwas von ihrer Energie in die rechte Hand und ziehen diese Energie wie einen Lichtfaden hinter uns her. Die Energie der Erde, die wir in der anderen Hand halten, weist uns den Weg zurück, den Weg zur Erde. Wir durchfliegen den dunklen Nebel, sehen die Galaxien, sehen, wie unser Sonnensystem, unsere Erde, wieder vor uns erscheint, sehen dieses Haus und kommen am Scheitel wieder im Körper an. Den goldenen Faden ziehen wir entlang der Wirbelsäule durch unseren Körper, gehen durch die Erdschichten und verbinden diesen Faden mit dem Kern der Erde, indem wir den Faden einfach in den warmen Kern werfen. Die Energie, die uns Mutter Erde für unseren Flug geliehen hat, geben wir zurück und begeben uns entlang des goldenen Fadens, der jetzt die Erde mit der Quelle verbindet und durch unseren Körper geht, zurück in unseren Körper und konzentrieren uns auf unser Herz.

Jetzt stellen wir uns vor, dass unsere Wirbelsäule, wie ein Brötchen, das wir aufschneiden, auseinander geöffnet wird. Wir klappen unsere Wirbelsäule einfach auf.

Wir arbeiten jetzt an den Themen, an den Problemen mit Vater, Mutter, Kindern und Geschwistern.

In dieser Inkarnation und in allen Inkarnationen über Raum und Zeit, in dieser Realität und in allen parallelen Realitäten und in der Leere. Alle Programme werden geöffnet, wir sehen, wie sich dunkle Blasen bilden, die aus unserer Wirbelsäule aufsteigen, und wie Luftballons mit der Wirbelsäule verbunden sind. Wir lösen die Fäden dieser Ballons, die diese Programme noch mit uns verbinden, sehen, wie sie aufsteigen, in Licht gewandelt werden und verschwinden.

Wir lassen einfach los. Und ein Programm nach dem anderen kommt hoch und wird so von uns bearbeitet, bis keine Blasen, keine Ballons mehr aufsteigen.

Jetzt arbeiten wir an

- Selbstbestrafungsprogrammen
- Existenzängsten
- Verwünschungen und Verfluchungen

Verwünschungen und Verfluchungen, die wir oder jemand aus unserer genetischen Linie, ausgesprochen hatten.

Anschließend stellen wir uns vor, wie wir unsere Wirbelsäule wieder schließen.

Wir konzentrieren uns nochmals auf unser Herz und geben eine kleine goldene Rosenknospe in unser Herz. Wir beobachten wie sich diese Knospe, Blatt für Blatt, öffnet, und mit jedem sich öffnenden Blatt öffnet sich unser Herz weiter und weiter, Wunden heilen, wie sich unser Herz der bedingungslosen Liebe öffnet. Wir empfangen das Gefühl der Liebe von der Göttin, dem Gott und der Quelle, und dieses Gefühl wird in all unseren Zellen verankert, im Hier und Jetzt.

- **Testung und Beseitigung von Blockaden durch Parallele Realitäten:**

Ich nehme die rechte Hand in Höhe des Hals-Chakras, die linke halte ich in Höhe des Wurzel-Chakras. Die Handflächen stehen senkrecht zum Körper, und die Innenseiten zeigen zueinander. Ich bewege die Hände aufeinander zu. Wenn ich einen Druck verspüre, höre ich auf. Dann besteht eine Verbindung. Wenn ich trotz des Widerstands die Hände aneinander drücke, können körperliche Schmerzen auftreten.

Also nehme ich die Hände in die Mitte, drücke sie nach außen und öffne so den Kanal. Mit der rechten Hand nehme ich dann die Verbindung raus. Anschließend teste ich, ob noch eine Verbindung besteht. Ist dies der Fall, wiederhole ich den Vorgang – solange bis sich die Handfläche leicht aufeinander zu bewegen lassen.

Prophylaktische Lösung von Blockaden in Parallelen Realitäten

Die dargestellte Lösungsvariante dient dazu, zum jetzigen Zeitpunkt bestehende Verbindungen zu lösen.

Sinnvoll ist es zu erfahren, welche Blockaden noch bestehen und diese prophylaktisch zu lösen.

1. Auf ein Blatt schreiben

   Parallele Dimensionen
   Datum:
   Name, Vorname:
   Geburtsdatum:

12 Kreise für 12 parallele Realitäten auf ein Blatt malen und numerieren

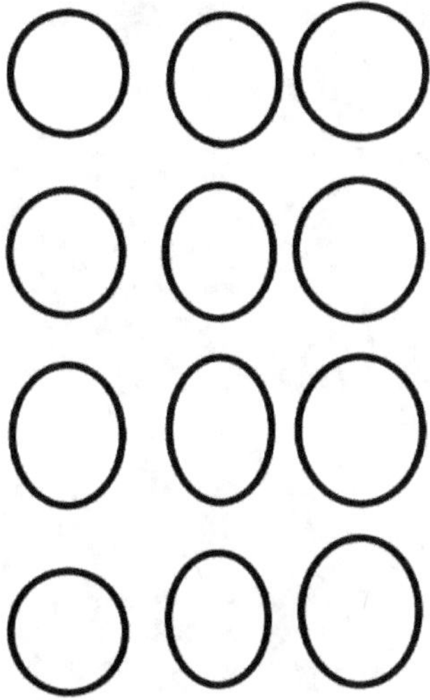

2. Mit dem Pendel abfragen, in welcher Dimension wir uns befinden.

Mit dem Pendel oder durch Empfindung mit dem Mittelfinger abfragen, in welcher Dimension noch Emotionen sind, die uns in unserer Realität belasten.

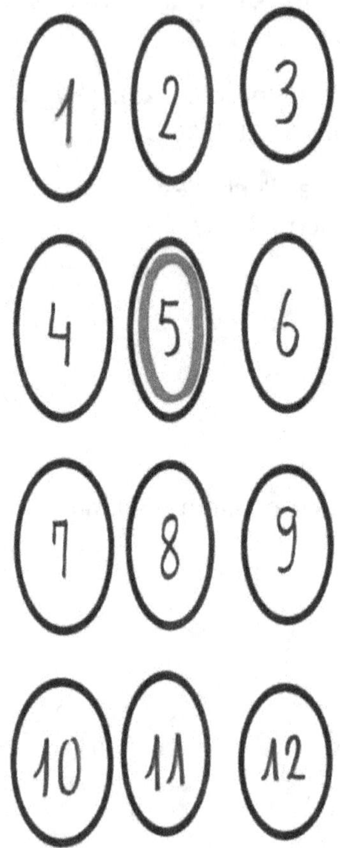

3. Neues Blatt
   Parallele Dimensionen
   Datum:
   Name, Vorname:
   Geburtsdatum:

Alle Parallelen Realitäten, die uns noch belasten, aufmalen (2,4,11) sowie die Realität (5), in der wir uns befinden.

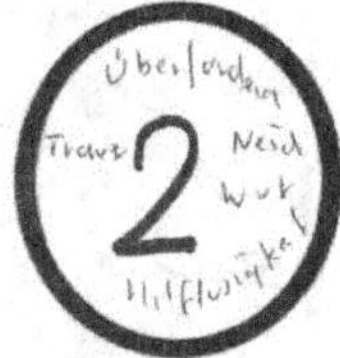

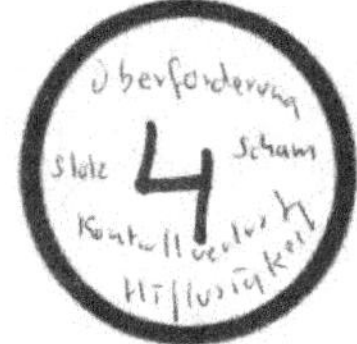

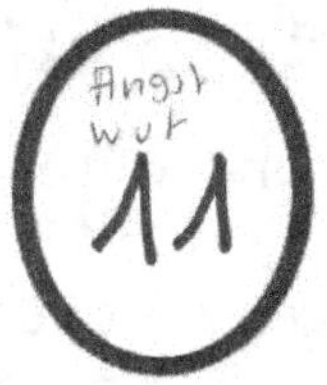

Es erfolgt jetzt eine Abfrage nach der Art der Emotion, die uns noch belastet in den einzelnen Realitäten. Diese schreiben wir in die Kreise.
Dabei ist auf Emotionen zu achten, die mehrmals auftreten. Emotionen, die sich am nächsten zu

unserer Realität befinden, belasten uns am
meisten.

z. B. Überforderung,
sich verlassen fühlen,
sich nicht geliebt fühlen,
Ablehnung,
Angst,
Trauer,
Verzweiflung,
Wut,
Hilflosigkeit,
Opferrolle,
mangelndes Selbstwertgefühl,
Kontrollverlust,
Neid,
Begierde,
Scham,
Stolz usw.

In 2 und 4 dominierten die Überforderung und das
Gefühl der Hilflosigkeit, diese sind in der 11 nicht
vorhanden.
Also entscheiden wir uns für die Löschung dieser
beiden Gefühle.
Diese Emotionen in den Kreis schreiben

4. Auf ein neues Blatt werden die so ermittelten
   Realitäten – nachdem wir das Blatt, wie oben
   aufgeführt, beschriftet haben – aufgemalt und die
   zu löschenden Emotionen eingetragen.

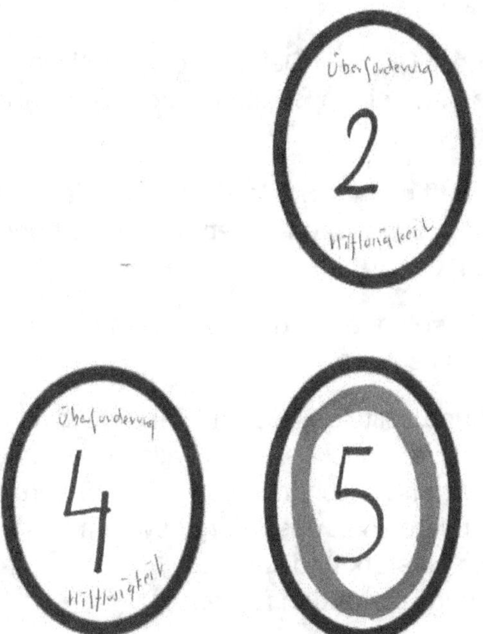

Zur Löschung dieser Emotionen und Verbindungen legen wir beide Hände auf das Blatt.

Variante 1

Wir verbinden uns mit der Erde und der Quelle (wie im Abschnitt dargestellt) und löschen diese Emotionen von der Befehlsebene aus.

„Verbunden mit der Quelle, durchdrungen von bedingungsloser Liebe, gebe ich mich mir selbst. Ich befehle die Löschung der mich belastenden Emotionen aus den vor mir vorliegenden Realitäten.

Danke, es ist geschehen, es ist geschehen, es ist geschehen, zeigt mir, wie's geschieht"

Die Hände solange auf dem Blatt lassen, wie wir den Energiefluss spüren.

Variante 2

Konzentriere Dich auf Deine Seele, den Punkt zwischen den beiden Brüsten, lege beide Hände auf das Blatt.

„Mit der Kraft meiner Seele lösche ich alle mich belastenden Emotionen in den mit mir verbundenen Realitäten"

Die Hände solange auf dem Blatt lassen, wie wir den Energiefluss spüren.

Diese Übung sollte im Abstand von zwei bis drei Wochen wiederholt werden, bis alle belastenden Emotionen ausgeglichen wurden. Ein kürzerer Zeitabstand belastet das Energiesystem des Menschen zu stark und kann zu Erschöpfungszuständen führen.

4.) HEILUNG körperlicher Probleme

- **Heilung mit Runen**

Die Heilung mit Runen beruht auf der Übertragung von Schwingungen, von dem Runenkundigen oder Magnetiseur auf den Patienten.

Es gibt unterschiedliche Runenkreise. Ich beziehe mich auf den Elder Runenkreis mit 24 Runen. Diese Runen sind in drei Gruppen unterteilt, wobei die erste Gruppe die Entstehung des Universums beschreibt.

Der Heiler erzeugte in sich eine der 24 Runenschwingungen und übertrug diese mit seinen Händen oder mit seinen Gedanken auf die Patienten. Dabei muss man es sich so vorstellen, dass Runen Urschwingungen mit geistigem Charakter sind. Nicht positiv oder negativ. Sie sind ständig im Kosmos vorhanden. Wir nehmen sie nur nicht wahr. So wie der Strom durch eine Leitung fließt und wir erst an der Wirkung sein Vorhandensein realisieren.

Jeder ist aber auch in der Lage, die Töne selbst zu erzeugen und somit die Selbstheilungskräfte zu aktivieren. Eine Verstärkung der Wirkung bei der Eigenbehandlung kann durch die Einnahme entsprechender Körperhaltungen erfolgen. Man stellt mit dem Körper die Rune dar.

Die Schwingung kann erzeugt werden:

1. Indem man sich die Form der Rune vorstellt und ihren Namen intoniert (summt oder spricht), erzeugt man in sich eine Schwingung, die man dann durch Konzentration über die Hände auf den Patienten übertragen kann.
2. Man nimmt einen Runenstein in die linke Hand und legt die Rechte auf die zu behandelnde Stelle auf. Dabei summt man den Runennamen oder denkt an die Rune (stellt sich vor dem geschlossenen Auge die Runenform vor). Dabei überträgt sich die Schwingung auf das entsprechende Organ oder Körperteil.
3. Man formt mit seiner rechten Hand ein Runen-Mudra, aktiviert es mit dem entsprechenden Runennamen und legt die so aktivierte Hand auf.
4. Wenn man oft die Energien aktiviert hat, genügt nur noch der Gedanke an die Energie und die zu behandelnde Erkrankung, um den Heilungsprozess zu aktivieren.
5. Der Heiler ist ein reiner Energiekanal. Er legt seine linke Hand auf das Sonnengeflecht unter dem linken Herzen und die rechte Hand auf die zu behandelnde Stelle und aktiviert so den Energiezufluss.

6. Der Patient kann durch körperliche Stellung der entsprechenden Runen und Sprechen oder Singen des Runenlautes in sich selbst diese Schwingungen erzeugen.
7. Es können Runenkombinationen verwendet werden.

Für die Energieübertragung eignen sich nachstehende sieben Griffe am besten. Hier beispielhaft ihre Wirkung:

1. **Der Stirngriff**   Kopfschmerzen
   Heiler steht an der rechten Seite des zu Behandelnden;
   Rechte Hand auf der Stirn, linke Hand auf dem Hinterkopf

2. **Hinterhauptgriff**   Erkrankung der Augen und Ohren und Atmungsorgane
   Heiler steht hinter dem Patienten; Hände auf dem Hinterkopf, Finger zeigen nach oben

3. **Schultergriff**   Lungenerkrankung und allgemeine Energiezuführung
   Heiler steht hinter dem Patienten; beide Hände auf den Schultern

4. **Schulterblattgriff**   Rheuma
   Beide Hände werden mit nach oben weisenden Fingerspitzen auf die Schulterblätter gelegt

5. **Wirbelsäulengriff**   Allgemeinerkrankung
   Heiler steht hinter dem Patienten; die rechte Hand auf den obersten Brustwirbel, die linke Hand auf dem Lendenwirbel, Fingerspitzen zeigen zur Seite

6. **Hinterer Flankengriff**   Leber, Nieren, Milz
Beide Hände seitlich an die Hüfte in Höhe des
Beckenrandes legen, Fingerspitzen weisen nach
vorne

7. **Lendenkreuzgriff**   Darmträgheit, Hämorrhoiden
Heiler steht hinter dem Patienten; rechte Hand auf
der Lendengegend, linke auf dem Kreuzbein, die
Fingerspitzen zeigen nach links

Diese Technik setzt aber voraus, dass der Heiler selbst
gesund ist und sein Leben auf diese Arbeit einstellt. Eine
mäßige, vegetarische Ernährung ist Grundlage dafür, dass
er in sich die entsprechende Schwingungsstärke erzeugen
kann, um andere zu behandeln.

Dickflüssiges Blut kann nicht so stark Schwingungen
aufnehmen wie dünnflüssiges Blut.

Einige Behandlungsmöglichkeiten mit der Technik der
Magnetiseure und Runenkundigen sind in anderen
Abschnitten dargestellt.

Runenübersicht

Ich arbeite mit dem 24 Futhark, die nachfolgende
Runenübersicht weicht bei der Erläuterung der Runen von
anderen Veröffentlichungen ab, es ist meine Interpretation.

Nachstehend sind nur einige Anwendungsmöglichkeiten
aufgezeigt, sie sind nicht vollständig, da nur mit Erfolg
getestete Ergebnisse Verwendung fanden. Durch die
Kombination von Runen kann die Wirkung genauer
ausgerichtet und verstärkt werden.

Heilung (meine persönlichen Erfahrungen)

Laguz ⌐   setzt etwas in Bewegung, bringt etwas zum Fließen

Einsatz bei Nierenleiden, harntreibend, in Verbindung mit Wynjo hilft sie Verhärtungen aufzulösen

Raido Ɽ   stellt die ordnende Kraft des Universums dar, die Kraft, die für die gleichbleibende Bewegung der Planeten um die Sonne und die gleichbleibenden Bewegungen von Elektronen und Protonen in den Zellen verantwortlich ist.

Sie hilft u. a. bei Herzrhythmusstörung, Beinbeschwerden und in Kombination mit Kennaz und Dargaz bei Parkinson und entzündlichen Prozessen.

Jera Ȿ   steht für einen geordneten Ablauf. Der Sommer folgt dem Frühling usw. Sie wird bei Verdauungsproblemen angewendet.

Uruz ⋂   ist die Verbindung zur Urkraft zur Mutter Erde. Sie wirkt in erster Linie auf körperlicher Ebene.

Über das Fuß-Chakra können wir die Energie von Mutter Erde aufnehmen, ihre belebenden Stoffe, Mineralien, Vitamine usw.

Eingesetzt wird sie bei der Erweckung bzw. Aktivierung unserer Lebensenergie, bei Kraftlosigkeit. Einfach Ur intonieren. Bei Knie- oder Knochen-Problemen das UR intonieren und die Schwingung durch den Körper laufen lassen. Bei Kniebeschwerden beide Hände ans Knie legen und UR intonieren.

Isaz I   ist das ICH. Durch die Intonation von einem hohen I und gleichzeitiger Konzentration auf das Scheitel-Chakra und anschließend ein tiefes I und Konzentration auf das Wurzel-Chakra – und dieses immer abwechselnd – springt der Ton im Energiefeld hin und her und kann Blockaden lösen. Bei Nieren- und Gallensteinen kann dies zur Lösung eingesetzt werden. Wirkt willensstärkend.

Gleichzeitig hilft die Rune bei der Lösung von blockierender Energie im Leben. Hindernisse in der persönlichen Entwicklung werden aus dem Weg geräumt. Also aufpassen, ob man das wirklich will.

Sowilo ᛋ findet in erster Linie bei der Energiezufuhr im Bereich des Solarplexus Anwendung.

Kenaz ᚲ Verkrampfungen im Magen, Entzündungen, intonieren und die Hand auf den entzündeten Bereich auflegen

Wunjo ᚹ löst psychische Blockaden im Herzbereich, sie ist gemütsaufhellend, zeigt Wirkung auf die Lunge. Die Behandlung erfolgt mit der Hand auf dem Herz Chakra.

Berkana ᛒ Frauenleiden, Geburt, Binderune bei unterschiedlichen Erkrankungen

Gebo ᚷ Ausgleich

Hinweis: Man kann sich einfach einen Satz Runen im Internet kaufen oder aus Steinen oder Holz selbst einen Satz Runen herstellen.
Dann nimmt man die Rune in die linke Hand und intoniert z. B. UUUUUURRRRRR. Die Schwingung wirkt sofort im ganzen Körper. Oder man legt die rechte Hand auf die schmerzende Stelle und intoniert die ausgewählte Rune. Die Rune körperlich stellen und intonieren erhöht die Wirkung. Dazu gibt es im Internet eine Reihe von Anleitungen. Ich empfehle die Bücher von Friedrich Bernhard Marby, erschienen im Spieth Verlag.
Durch die Kombination von mehreren Runen kann die Wirkung erhöht werden.

Platonische Körper, die heilen

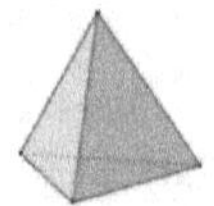 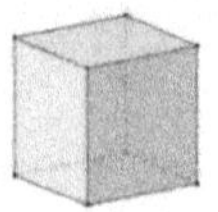 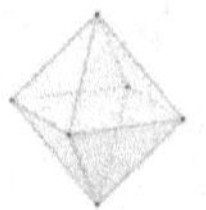 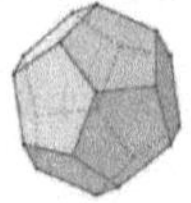 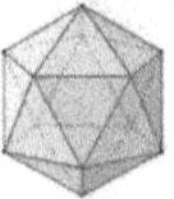

Tetraeder Hexaeder   Oktaeder Dodekaeder Ikosaeder

Bei den platonischen Körpern handelt es sich um geometrische Figuren, die aus gleichen Flächen zusammengesetzt sind. Sie entsprechen der Grundstruktur des Aufbaus aller Stoffe.
Als Schlüssel zur Schöpfung wirken sie auf atomarer und zellularer Ebene und schaffen Verbindungen auf allen Ebenen. Sie werden im Heilungsbereich zur Löschung von Programmierungen, dem Energieausgleich und der Energieerhöhung sowie als Prüfinstrument verwendet.
Ich habe für diesen Zweck ausschließlich aus Amethysten geschliffene Körper eingesetzt.

Bei den aus Bergkristallen bestehenden Körpern konnte nur eine ausgleichende und harmonisierende Funktion festgestellt werden. Sie sind somit in erster Linie bei Schlafstörungen und Unruhezuständen zur Harmonisierung anwendbar.
Ein einfaches Experiment zeigt ihre Wirkung. Als ich alle fünf platonischen Körper, aus Amethyst geschnitten, neben mich am Abend ins Bett legte, musste ich am Morgen feststellen, dass sich drei von ihnen an der Stelle meines Körpers gruppiert hatten, an der ich gerade Probleme hatte. Ein Zufall? Dasselbe passierte immer wieder.

Dann stellte sich für mich die Frage: Wenn Töne auf die Körper einwirken, wie verhalten sie sich dann? Ich testete Runen und Mantren. Die stärkste Wirkung zeigte sich bei der Verwendung der Mantren.

Mantren – Worte mit starker Wirkung.

OM=LAM	ich bin
VAM	Verstärkung von Energie durch die Kraft des Mondes
RAM	Feuer Tatra, mit ihm soll man in den Tempeln Feuer entzündet haben. Ich weiß nur, dass es die Widerstandsfähigkeit gegen Hitze erhöht.
PAM	Flug Tatra, ihm wird die Kraft der Aufhebung, der Erdanziehungskraft zugesprochen. Wenn man es abends im Bett anwendet, ist es, als ob man leichter wird.
HAM	ist verbunden mit dem Aspekt Zeit

Wirkung u. a.	Rune	Mantren	Element
Tetraeder Kopf, Stirnhöhle	I	Ram	Feuer
Hexaeder Darm, Unterleib, Nieren	U	Lam	Erde
Oktaeder Hals, Stimmbänder	E	PAM	Luft
Dodekaeder Herz, Lunge	A	Ham	Spirit
Ikosaeder Zwerchfell, Leber, Magen	O	Vam	Wasser

Nimmt man z. B. den Hexaeder, den Würfel, in die rechte
Hand und intoniert das Mantra LAM, so erfolgt ein

Vibrieren im Körper. Hat man z. B. Darmprobleme,
empfindet man einen Druck oder Kribbeln im Bauch.
Jeder der Platonischen Körper zeigt dabei andere
vorhandene Blockaden an. Das heißt, die Intonation der
Mantras, gekoppelt mit den platonischen Körpern, erhöht
Schwingungen in meinem Körper, die dann Blockaden
aufzeigen.

Wie kann ich die Blockaden lösen?

Indem ich einen weiteren Würfel in meine andere Hand
nehme und nochmals das Mantra intoniere. Damit beginnt
die Blockade, sich zu lösen und über die Füße den Körper
zu verlassen.
Also immer zwei gleiche Körper beim Ausleiten
verwenden.
Bei einem Gruppentest zeigte sich, dass sich, wenn der
Heiler hinter dem sitzenden Patienten steht und bei der
Intonation mitmacht, sich die Wirkung verstärkt.
Gelingt es nicht, mit der Intonation des Mantra die
Blockade zu lösen, wird die Rune Thurisaz auf die
Innenhand gemalt und z. B. Ram Tyr, Ram Tyr, Ram Tyr
intoniert. Die Platonischen Körper eignen sich
hervorragend bei der Heilbehandlung als Testinstrument.

Legt man einen platonischen Körper direkt auf die Stirn
eines Patienten, kann man mit einem Finger, den man
über den Körper hält, feststellen, ob die entsprechenden
Chakren frei sind. Besteht noch eine Blockade, reagiert der
Körper des Patienten durch Druckgefühle oder Kribbeln,
dann muss nachgearbeitet werden. Unabhängig davon, ob
der Patient eine Reaktion verspürt, kann man durch Halten
eines Fingers im Abstand von zirka 0,5 Zentimetern über
dem Platonischen Körper feststellen, ob ein Windhauch
(als Zeichen für die Tätigkeit) wahrzunehmen ist. Wenn ja,
ist noch eine Blockade vorhanden. Es muss ein Test mit
allen fünf Platonischen Körpern erfolgen, da jeder
Platonische Körper auf andere Weise wirkt.

Hilfe bei Impfschäden?

Als immer mehr Patienten mit körperlichen Problemen zu mir kamen, die nach deren Vermutung auf die Corona-Impfung zurückzuführen waren, experimentierte ich mit Schwingungen, um ihnen zu helfen.

Bei vielen sah ich Gitternetze im Körper, bestehend aus sechseckigen Strukturen, an die sich so etwas wie Nebel hängte. Für mich ging es in erster Linie um die Auflösung der Gitternetze.

Mit folgenden Schwingungen gelang es:

gifu dargaz   10x

gifu sol dargaz   10x

berkana gifu sol dagaz   30x, optimal 60x

reido berkana gifu sol dargaz   10x

Bereits während der Intonation empfanden die Patienten Druck an den unterschiedlichsten Stellen. Für mich sah das aus, als ob – nachdem die Gitterstruktur sich auflöste – eine Zusammenballung des Nebels erfolgte. Ich nahm dies aus dem Körper, und der Druck war in einer Sekunde weg.

Um diese Methode auch für Menschen, die Energie nicht wahrnehmen können, anwendbar zu machen, entwickelte ich mittels Runentechnik einen stehenden Kanal, der mit entsprechenden Befehlen versehen war. Dieser wurde als kleine Karte vervielfältigt und ist einfach bei der Behandlung anwendbar.

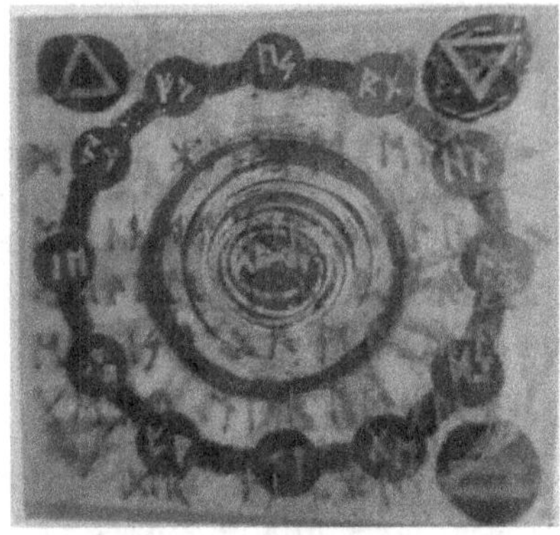

Er wird unter die Hand gelegt und bei der Intonation jeweils auf die Stellen, an denen Schmerz oder Druck empfunden wird.

Die Patienten beschrieben es, dass es so ist, als wenn ihnen etwas aus ihrem Körper gezogen wurde. Frauen berichteten von dem Gefühl, als ob Blasen im Bauch platzten. Allen ging es anschließend besser, bei einigen verschwanden die Symptome ganz. Probiert es einfach aus, es gibt keinen wissenschaftlichen Beweis dafür.

Die entsprechenden Karten können über das ZENTRUM FÜR NEUE TRADITIONELLE HEILTECHNIKEN

www.seminarzentrum-traditionelle-heiltechniken.de

erworben werden.

- **Vereinfachte Neue Homöopathie nach Dr. Körbler**

Wer kennt nicht die Geschichte von Ötzi, dem Menschen, der im Ötztal im Eis gefunden wurde?

Aber nur wenige haben die ersten Fotos gesehen, wo sich noch gemalte Striche und Sinuszeichen auf seinem Körper befanden. Bei späteren Veröffentlichungen waren diese Zeichen retuschiert.

Was hat es mit diesen Zeichen auf sich?

Einige Jahre vor dem Fund fand Dr. Körbler altes, in
Vergessenheit geratenes Wissen wieder. Ein Wissen, das
auch dem Multitalent Goethe bekannt war. So schrieb
Goethe in seinem Hexentanz:

„Du musst verstehn!
Aus Eins mach' Zehn,
und Zwei lass gehn, und Drei mach' gleich,
So bist du reich.
Verlier' die Vier!
Aus Fünf und Sechs, so sagt die Hex',
Mach' Sieben und Acht,
So ist's vollbracht:
und Neun ist Eins, und Zehn ist keins.
Das ist das Hexen-Einmal-Eins!"

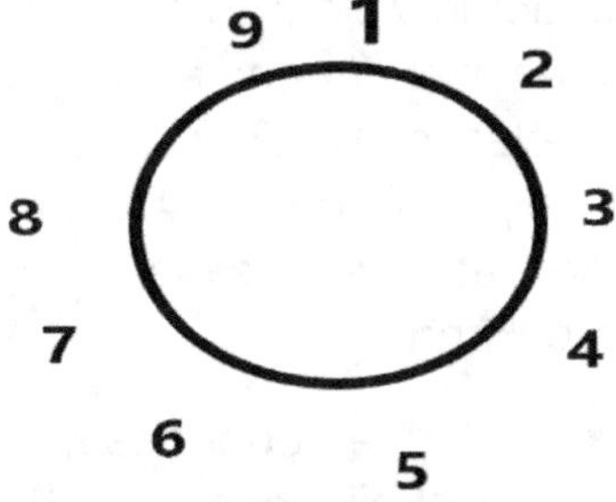

Über Jahrzehnte hat man gegrübelt, was Goethe wohl
damit gemeint haben könnte. Ein sinnloses Zahlenspiel?
Keiner ist aber auf die Idee gekommen, dass Goethe ein
altes Heilwissen beschrieb.

Wie bereits nachgewiesen, besitzt der Mensch ein
elektrisches Feld, welches Prozesse im Körper steuert.
Man geht davon aus, dass der Mensch ein Energiesystem
hat, genauso wie ein elektrischer Leiter.

Bei elektrischen Vorgängen kann ich – durch das Ritzen
eines Striches auf der Festplatte – Ströme leiten. Wenn ich
mit irgendeinem Stift einen Strich auf der Haut des
Menschen ziehe, leite ich – durch den Widerstand

zwischen Farbe und Haut – Ströme. Stoßen Ströme auf Blockaden, entsteht Hitze, und beim Menschen wird ein Schmerzsignal ausgelöst. Wenn ich diese Hitze ableiten kann, verschwindet oder reduziert sich der Schmerz.

Dabei fand Dr. Körbler heraus, dass gerade Striche ausgleichend wirken und ungleiche Striche dynamisieren.

Wo und wieviele Striche oder Sinuszeichen (= der Zahl 5) angebracht werden müssen, bestimmte er durch Rute oder Pendel. Diese Technik wird heute von Ärzten und Heilern erfolgreich angewendet, und es finden international viel beachtete Symposien statt.

Wie können wir dieses Wissen im Hier und Jetzt anwenden?

Der Umgang mit der Einhandrute, der in vielen Büchern zur Austestung beschrieben wird, hat sich für uns als zu kompliziert herausgestellt. Das überlassen wir Profis. Es geht viel einfacher mit einem Pendel. Das Pendel ist klein und passt in jede Tasche. Aber die Natur hat uns ein sensibleres Mittel gegeben, unsere Hände.

Auf die Technik des Fühlens mit den Händen oder des Pendelns bin ich in einem anderen Abschnitt schon eingegangen.

- Wenn z. B. bei Arthrose in den Händen der Schmerz geblockt werden soll, testet man mit einem Pendel erst mal aus, an welcher Stelle die Zeichen angebracht werden sollen.
  Man legt dabei einen Finger der linken Hand in die Handwurzel des Klienten, in der rechten Hand hat man das Pendel und fragt:
  „Wo soll ich die Striche hier anbringen?"

Hat man die Stelle, arbeitet man folgenden Fragenbereich mit dem Pendel ab:

1. Was soll verwendet werden?
   - Striche
   - Sinuszeichen
   - Beides

2. Wieviele Striche?
3. Strichrichtung
   - Waagerecht
   - Senkrecht
4. Wie lange sollen die Zeichen darauf bleiben?

So einfach geht das, und jeder kann das ausprobieren.

Das Pendel ist nicht erforderlich, wenn man gelernt hat, mit den Händen oder dem Herzen zu sehen.

Grundsätzlich haben wir bestätigt:

- Wenn entzündliche Prozesse im Körper sind und wir wissen nicht genau wo, empfehlen sich an jedem Handgelenk 5 Striche waagerecht anzubringen, sonst auf der Körperseite, wo sich der Entzündungsherd befindet. Bei erkrankten Kindern verschwand das Fieber schnell.
- Bei Arthrose – Handgelenk – 6 oder 8 Striche senkrecht
- Zahnschmerzen – Sinuszeichen auf die Wange, an der Stelle, wo sich der schmerzende Zahn befindet (immer Dauer abfragen, es kann sonst zu einer Schmerzverstärkung führen)
- Hexenschuss – 3x6 oder 3x8 Striche rechts und links von der Wirbelsäule,
  niemals auf der Wirbelsäule Zeichen anbringen
- Gelenkverletzungen – 6 oder 8 Striche über das Gelenk ziehen

Anfang und Ende der Striche zeigt uns das Energiefeld. Man spürt es am verwendeten Stift (bevorzugte Farbe Grün); die Anbringung testet man mit dem Stift.

Die 1 und die 9 ergeben zusammen 10 und werden nicht verwendet. Es wurde berichtet, dass die 9 eine starke energetisierende Wirkung hat, dieses habe ich aber bisher nicht getestet.

- **Behandlung der Wirbelsäule mit Energie (goldenes Licht, goldener Strahl)**

Bei der Eigenbehandlung legen wir uns neun Steine bereit, als Darstellung der neun Chakren, die entlang unserer Wirbelsäule angeordnet sind. Sonst liegt der Patient vor uns. Es ist folgendermaßen vorzugehen:

Wir beginnen mit der Übung am 2. Chakra. Die eine Hand bildet einen Trichter, durch den der goldene Strahl (wir stellen uns einen goldenen Strahl vor) in das 2. Chakra fließt.

Mit der anderen Hand streichen wir diesen Strahl durch die Wirbelsäule (bitte insgesamt 8x).

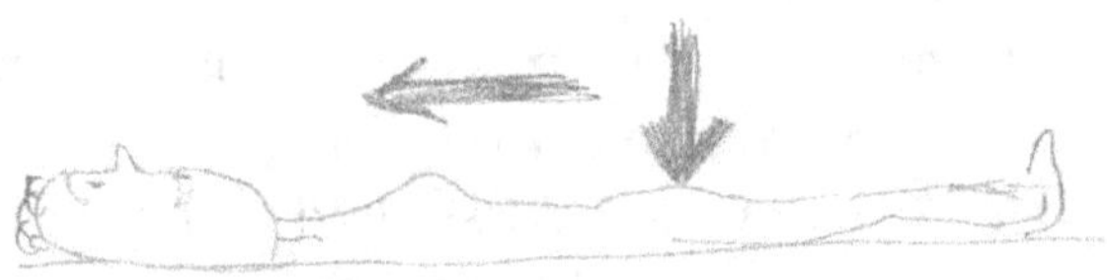

Nun folgt die Übung analog zum 2. Chakra. Die eine Hand bildet einen Trichter, durch den der goldene Strahl (wir stellen uns einen goldenen Strahl vor) in das 6. Chakra fließt.

Mit der anderen Hand streichen wir diesen Strahl durch die Wirbelsäule (bitte insgesamt 7x).

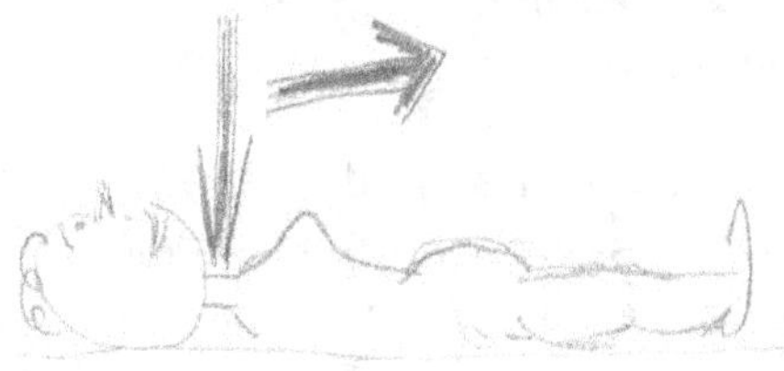

Zum Schluss leiten wir den goldenen Strahl durch einen Trichter aus unseren beiden Händen in das 4. Chakra

und streichen ihn durch unsere Handbewegungen in beide Richtungen durch die Wirbelsäule (bitte insgesamt 7x).

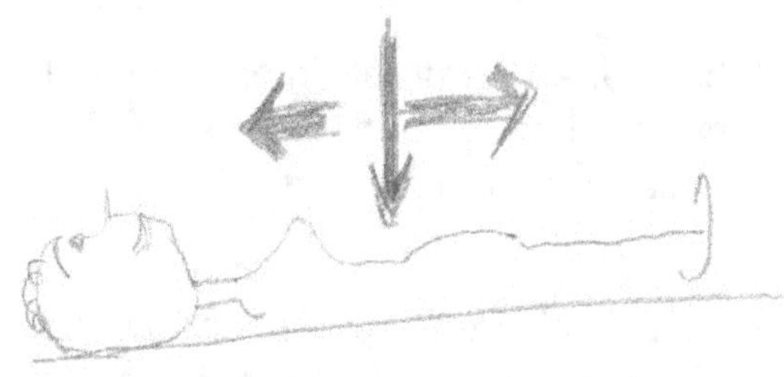

Beim 8. Mal halten wir nach dem Ausstreichen die Hände in Spannung in der Schlussposition und stellen uns vor, dass grüner Schaum sich zwischen den Wirbeln ausbreitet und verfestigt. Dann kann die Spannung gelöst werden.

- **Ausgleich fehlender Knorpelmasse zwischen den Wirbeln der Wirbelsäule**

Wir stellen uns aufrecht hin und heben beim Einatmen beide Arme nach oben – dabei stellen wir uns vor, wie alle Wirbel unserer Wirbelsäule leicht auseinander gehen (bei der Vorstellung kann das wiederholte Anschauen des Bildes von der Wirbelsäule hilfreich sein und die Vorstellungskraft unterstützen).

Beim Ausatmen senken wir die Arme, so dass sie vor dem Körper locker hängen. Dabei stellen wir uns vor, wie die Wirbel unserer Wirbelsäule wieder zusammengehen.

Diese Übung sollte man täglich zirka fünf Minuten durchführen.

- *Heilströmen oder das Strömen der Bauern*

Wer kennt noch die alte Technik der Bauern?

Abends nach der Arbeit saßen sie draußen am Baum, den Rücken an den Stamm gelehnt und tankten Energie. Der Baum gab ihnen Energie, und sie hielten mit der linken Hand z. B. den Daumen der rechten Hand.

Dadurch schlossen sie Energiekreise, und nach zirka zehn Minuten begann die Energie, sich im Körper aufzubauen. Einfach und effizient. Jeder Finger steht dabei für andere Gefühlsqualitäten, Organe und Gewebeschichten:

Daumen Wir sagen: „Ich drücke dir die Daumen", wenn jemand Probleme lösen will, um ihm die Angst zu nehmen. Ängste schlagen uns auf den Magen und verursachen Schlaflosigkeit.

Magenschmerzen, Milzprobleme, Verdauungsstörungen, Schlaflosigkeit, Sodbrennen, Gewichtsregulierung

Zeigefinger

Halte den Zeigefinger, wenn Du Mut brauchst, um etwas
zu verändern. Angst führt zu Verspannungen. Es heißt
auch: „Die Angst sitzt dir im Nacken" oder „Es ist dir auf die
Nieren geschlagen".

Verspannungen im Schulter- und Nackenbereich, Blasen-
und Nierenprobleme, Rückenschmerzen

Mittelfinger

Wenn Du vor Wut und Ärger platzt, hat dieses immer
etwas mit der **Leber und der Galle** zu tun. Man fragt ja
auch: „Ist Dir eine Laus über die Leber gelaufen?" oder
man sagt: „Mir geht die Galle über". Das Halten des
Fingers kann diese Energie ausgleichen und Erleichterung
verschaffen.

Entgiftung, Leber und Galle, Fieber, Halsschmerzen
Eierstöcke, Brustkorb, Regulierung des Blutdrucks,
allgemeine Müdigkeit, Augenbeschwerden,
Blut, Sehnen und Bänder, Hüftbeschwerden, Migräne,
Fußbeschwerden, Augen

Ringfinger

Er vertreibt die Trauer

Lunge und Dickdarm, Haut- und Bindegewebe,
Verstopfung oder Durchfall, Tinnitus

Kleiner Finger

Herz, Dickdarm, Dünndarm, Knochen, Blähungen

Es hilft, wenn Du Dich überfordert fühlst und Dir alles zu
viel wird.

- **Akupunktur ohne Nadeln**

Die Natur stellt uns ein anderes Sinnesorgan zur Verfügung, das so sensibel ist wie kein anderes, unsere Hände.

Bei dieser Übung wollen wir erforschen, ob es Veränderungen im Energiefeld der Hand gibt, die auf Ungleichgewichte im körperlichen Energiefeld hinweisen.

Für diese Übung werden der Zeigefinger oder der Mittelfinger der jeweiligen Hand benutzt.

Übung:

Menschen, die mehr rational als emotional eingestellt sind, benutzen den Zeigefinger, bei allen anderen ist der Mittelfinger angebracht.

Die linke Hand weist mit der Handfläche zum Boden.

Wir nehmen den entsprechenden Finger der rechten Hand und gehen in einem Abstand von 0,5-1 Zentimeter über alle Bereiche des Handrückens und über die Finger.

Wie fühlt es sich an? Sind kleine Veränderungen im Energiefeld zu spüren?

Überall, wo wir diese Veränderungen wahrnehmen, ist etwas im Energiefeld nicht in Ordnung. An diesen Stellen bringen wir das Zeichen der Hagal Rune an.

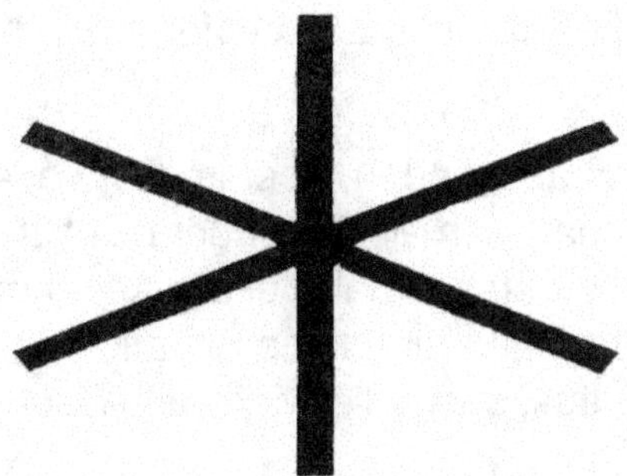

Anschließend drehen wir die Hand um und testen die andere Seite. An dieser Seite müssen wir genau so viele Stellen mit energetischem Ungleichgewicht finden wie auf der anderen Seite. Auch hier bringen wir das entsprechende Zeichen an. (Sie stehen in den meisten Fällen nicht gegenüber.)

Durch den Widerstand zwischen Farbe und Haut und das Zeichen entsteht ein kleiner Energiewirbel, der, genauso wie die Nadel bei der Akupunktur, das Energiefeld stimuliert und so auf den Problembereich wirkt.

Wenn das dem Energiekanal entsprechende Runenzeichen angebracht wird, kann die Wirkung noch erhöht werden. Wir wollen hier aber noch keine Runenkundigen werden. Die Hagal Rune ist universell einsetzbar, und das reicht für den Hausgebrauch.

- **Annahme**

Wenn wir keine Möglichkeit sehen, eine Situation zu verändern, dann hilft nur die Annahme, nicht das Aufgeben.

Jeder Kampf, den wir gegen eine Situation führen, die uns ausweglos erscheint, erzeugt Druck. Und Druck erzeugt Gegendruck; die Situation verschlimmert sich, und der Teufelskreis beginnt.

Aufgeben heißt für mich, nicht mehr zu kämpfen bzw. zu resignieren, sich abzufinden.

Annahme heißt auch, sich abzufinden, aber im Gegensatz zum Aufgeben, bei dem man sich als Opfer der nicht zu klärenden Situation sieht, gestaltet man bei der Annahme sein Leben bewusst weiter, man nimmt die Situation an und macht das Beste daraus, sucht die positiven Aspekte und versucht so, glücklich zu werden.

Ablauf einer Heilbehandlung (die einzelnen Teilabschnitte sind im Folgenden näher erläutert)

1.	Schaffung eines geschützten Raumes

Der Patient liegt vor uns auf der Behandlungsliege. Mit unseren Händen greifen wir über unseren Kopf, fühlen unser 9. Chakra und ziehen dieses über uns und unseren Patienten.

2.	Wir stellen uns hinter unseren Patienten und fühlen mit unseren Händen die zwei Kuhlen und Hügel am Hinterkopf (die Tore zum Himmel), wir üben einen leichten Druck auf diese Punkte, zirka fünf Minuten aus. Durch diesen Druck öffnen sich die Chakren.

3.	Wir reiben unsere Hände aneinander und erreichen damit eine Aufladung der Handflächen (nach der Methode der Magnetiseure). Vom Kopf ausgehend, streichen wir mit beiden Händen über den gesamten Körper. Wenn wir an den Füßen angelangt sind, schütteln wir unsere Hände aus, als ob wir Dreck abschütteln würden und reiben sie wieder aneinander, bevor wir von vorne beginnen. Dies wiederholen wir zirka zwölf Mal. Wir erreichen damit eine starke Grundreinigung des Energiekörpers. Es kann dabei passieren, dass der Patient einschläft. Das schadet nicht. Will man ihn allerdings wieder wach haben, streicht man von den Füßen zum Kopf wieder Energie ein. Diesmal werden die Hände nicht energetisiert.

4.   Mit den Händen prüfen wir, ob Energien in den Armen oder Beinen festsitzen. Dabei gehen wir mit der Hand – mit geöffneter Handfläche, die senkrecht zum Arm zeigt – im Abstand von zirka fünf Zentimetern vom Oberarm bis zur Hand. Stellen wir Drücke fest, versuchen wir die festsitzende Energie zu entfernen.

Dabei gibt es unterschiedliche Energien, die im Arm oder Bein festsitzen können.

I.   Erdgebundene Wesen

Wir geben dem Patienten einen Stein in die Hand und denken an einen Baum. Wir bieten dem Wesen an, dass wir es zu einem Baum bringen und beginnen, langsam vom Oberarm zur Hand die Energie auszustreichen. Gelingt das nicht, kann es sich u. a. um festsitzende alte Energie handeln, dann legen wir eine Hand auf die Schulter und die andere an das Handgelenk und intonieren Gi- Fu- Ra, das ist eine Schwingung, die alte Energie löst – und versuchen anschließend nochmal die Ausstreichung. Geht es immer noch nicht, dann kann es sich um ein Lichtwesen handeln.

II.   Lichtwesen

Wenn es sich um ein Lichtwesen handelt, geben wir dem Patienten einen Platonischen Körper in die Hand und wiederholen die Ausstreichung mit der Vorstellung an einen Lichtstrahl. Die Platonischen Körper sind dann ein Weg für dieses Wesen zum Licht. Ist der Arm oder das Bein immer noch nicht

frei, kann es sich um Energien handeln, die mit
CORONA in Zusammenhang stehen.

III.   Energien von der Corona-Impfung

In diesem Fall legen wir das Bild unter die
Handfläche und beginnen die Ausstreichung
nochmal.

5.   Mit den Händen prüfen wir die Drehintensität der
Chakren. Dies tun wir, indem wir mit den Fingerspitzen
senkrecht in Richtung Patient zeigen, uns dem Patienten
nähern.

Im Bereich von zirka zehn Zentimetern über dem Körper ist
die Energie der Chakren am besten festzustellen.

Stellen wir ein nur langsames Drehen der Chakren fest,
sind diese verstopft. Dann beginnt die Reinigungsarbeit.

Mit unserer Vorstellung – begleitet durch eine drehende
Handbewegung – nehmen wir die schwere Energie raus.
Dies tun wir solange, bis der Test uns zeigt, dass die
Chakren sich wieder schnell und frei drehen. Gelingt es
uns nicht, die Blockade zu lösen, kann es sein, dass sich
eine oder mehrere Seelen im Energiefeld befinden. In
diesem Fall legen wir das Bild mit dem Seelenkanal auf
das Chakra. Im Normalfall müsste nach wenigen Minuten
die Seele gegangen sein. Wir testen dies wieder, indem wir
mit unseren Fingern die Drehgeschwindigkeit feststellen.

6.   Ist trotzdem keine Beschleunigung der
Drehgeschwindigkeit zu erfühlen, kann es sein, dass die
Seele wegen Verwünschungen, Verfluchungen, Verträgen
oder noch aktiven Selbstbestrafungsprogrammen nicht
gehen kann. Dann muss das erst abgeklärt werden, bevor
das Bild mit dem Seelenkanal nochmals angewendet wird.

Das Bild ist nicht auf den Schwanenpunkt (den Punkt zwischen den beiden Brüsten) zu legen.

7.   Hilft auch das nicht, muss ausgetestet werden, ob es Probleme in der genetischen Linie oder Behinderungen durch im jetzigen Leben entstandene Glaubensgrundsätze gibt. Die Testpunkte sind das rechte und das linke Knie. Wenn z. B. das Chakra über dem rechten Knie blockiert ist, gibt es Belastungen aus der genetischen Linie. In diesem Fall wird das Bild vom Lichtkanal auf das Knie gelegt, die Hände des Behandlers sind rechts und links vom Knie, und es wird um Ausgleich (Gifu), um Gnade gebeten.

8.   Danach erfolgt eine Testung, ob Parallele Realitäten den Patienten beeinflussen. Viele beschreiben die Symptome genauso wie bei Energieabzug. Sie reagieren über, aus einer Fliege wird ein Elefant. Die Testung erfolgt, indem man die eine Hand unter das Kinn legt und die andere bei dem Wurzel-Chakra platziert und die Hände in Richtung Bauchnabel zusammenführt. Stellt man einen Druck fest, ist sofort aufzuhören. Es können sonst Schmerzen entstehen.

Man drückt dann die Hände auseinander und nimmt – wie bei der Chakren-Reinigung – die Verbindung raus. Anschließend wird getestet. Wenn die Hände ohne weiteren Druck zusammengeführt werden können, ist das Problem beseitigt.

9.   Danach empfiehlt es sich, Kontakt mit der Seele des Patienten herzustellen, um eventuell bestehende psychische Probleme abzuklären. Diese können daraus resultieren, dass man nicht das lebt, was die Seele will. Auch kann es sein, dass Seelenanteile zurückgeholt werden müssen.

10.	Jetzt erfolgt eine Testung mit Hilfe der
Platonischen Körper, ob noch Fremdenergien oder
Blockaden in versteckter Form im Energiefeld des
Patienten vorhanden sind.

Dazu wird ein Platonischer Körper nach dem anderen auf
die Stirn des Patienten gelegt und ausprobiert, ob der Stein
arbeitet. Stellt man eine kleine Bewegung oder Wärme
über dem Stein fest, fragt man den Patienten, ob er Druck,
Kribbeln oder andere Empfindungen im Körper spürt.
Wenn ja – wo? In diesem Fall muss an diesen Stellen
nachgearbeitet werden. Merkt der Patient nichts, ist das
Energiefeld auf Unregelmäßigkeiten abzutasten, und diese
sind zu beseitigen.

11.	Zum Abschluss wird dem Patienten durch
Streichungen von den Füßen zum Kopf Energie zugeführt
und die Behandlung beendet.

Bei der Behandlung können u. a. folgende Symptome bei
dem Patienten auftreten:

Zuckungen, Zittern	Energiekanäle öffnen sich (hört
spätestens nach fünf Minuten auf, Patient fühlt sich danach
erleichtert)

Wärme in Körperteilen	Reinigung läuft

Kribbeln	Energie fließt wieder

Darmbewegung	Blockaden lösen sich

Tränen	Blockaden sind gebrochen

**Achtung bei kaltem Schweiß, da ist die Behandlung
wegen Kreislaufproblemen des Patienten sofort
abzubrechen.**

5.) Energiezufuhr

- **durch die Hände**

Die Hände liegen auf dem Solarplexus oder auf anderen
Energiekreisen entsprechend der Erkrankung. Man atmet
ein und konzentriert sich auf die Energieübertragung.
Verstärkt werden kann diese u. a. durch die innere
Einstellung und das Singen der Sonnen-Rune Soli.

- **Eigenaktivierung unserer Energiekreise**

Wer war morgens nicht schon mal abgeschlafft und
energielos.

Dem können wir mit nachstehenden Übungen
entgegenwirken.

*(Dabei sei darauf hingewiesen, dass am offenen Fenster
stehend, mit Blick in Richtung Osten, der aufgehenden
Sonne entgegen, nackt, mit von Wasser benetzter Haut
eine verstärkende Wirkung erzielt wird.)*

Dieses muss aber nicht sein.

Runenübung

Man vertrat die Auffassung, dass es ein Feld – wie einen
Kranz – um die Erde gibt, in dem sich die von der Erde
abgestrahlte Energie mit der des Universums mischt.
Dieses Feld nannte man Man- Wellenfeld.

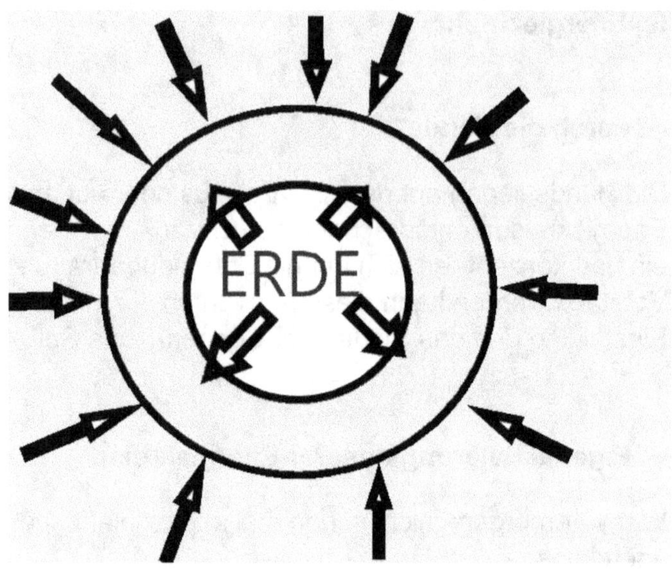

Ich nehme die Stellung der Rune Algliz ein und intoniere
MAAAAAANNNNN.
Und stelle mir dabei vor, wie die kosmische Energie in
unsere Handteller und im Scheitel- Chakra einfließt und in
unserem Solarplexus (unter dem Herzen) gespeichert wird.

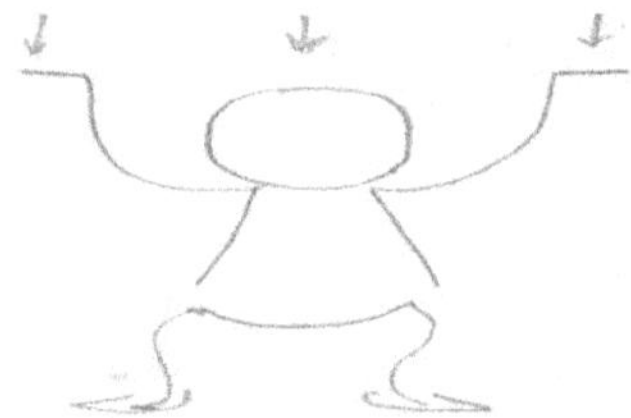

- **Morgenübung** LAGU – im Fluss sein

Bei der Übung sagen wir langgezogen LAGU.

Teil 1 Beim Einatmen schwingen wir die Arme nach vorne
und erzeugen Körperspannung und kommen auf die
Zehenspitzen.

Beim Ausatmen senken wir die Arme und stehen wieder auf den Fußsohlen.

Teil 2 Beim Einatmen schwingen wir die Arme zur Seite und erzeugen Körperspannung und kommen auf die Zehenspitzen.

Beim Ausatmen senken wir die Arme und stehen wieder auf den Fußsohlen.

Teil 3 Beim Einatmen schwingen wir die Arme nach hinten und erzeugen Körperspannung und kommen auf die Zehenspitzen.

Beim Ausatmen senken wir die Arme und stehen wieder auf den Fußsohlen. Die Übungen wiederholen wir mehrmals.

- **Die Aura energetisch stärken**

Bei der Übung gilt es, die Vorstellung zu halten, dass die Energie aus unseren Händen in unsere Aura fließt. Die Hände mit den Handflächen nach vorne strecken, zu jeder Seite strecken und nach hinten strecken und die Energie somit in die Aura fließen lassen.

Durch die Benutzung von Runen kann der Schutz noch weiter verstärkt werden.

Diese Übung ein bis zwei Minuten durchführen

- **Lichtenergieaufnahme**

Wir setzen uns aufrecht hin und legen die Hände auf die Knie – mit den Handflächen nach oben und schließen die Augen.

Nun stellen wir uns vor, dass beim Einatmen goldenes Licht in unser Energiesystem strömt. Wir atmen durch die Nase tief ein und leiten das goldene Licht beim Ausatmen durch den Mund (Ein- und Ausatmen wird für jeden der nachstehend aufgeführten Bereiche 3x durchgeführt):

in das rechte Knie

in das linke Knie

in die rechte Schulter

in die linke Schulter

in den Solarplexus

in das Herz

in den gesamten Körper

in die uns umgebende Aura.

Wir bilden ein energetisches Feld in Form von einem Ei.

Wir festigen dieses energetische Ei durch dreimaliges Intonieren folgender Worte:

„**Ooooooooooom** (das heisst: Ich bin) – **das Licht**".

Mit dieser Übung können wir uns energetisch aufladen und gleichzeitig vor Fremdenergien schützen.

- **Schwingungserhöhung von Körperzonen**

Jeder Laut hat seine Körperzone

Tiefe Töne versetzen die Füße in Schwingungen

Hohe Töne den Kopf

A   Lunge

E   Hals, Kehlkopf

I   Kopf, Scheitel

O   Herz

U   Darm, Unterleib

- **Die Formel AEIOU**

Runenbereich

A   Geist

E   Kommunikation

I   Ich

O   Vollendung

U   Urkraft, Ursubstanz

Der Geist in Verbindung mit dem Ich vollendet die Ursubstanz.

Stärkt die AURA

In einem Buch zu den Freimaurern las ich, dass sie über Monate täglich zehn Minuten Runen übten.

Dabei konzentrierten sie sich auf die Runen Is, Ansuz, Othila mit den Tönen I, A, O.

Vokal I (für den Menschen, für mich als Person)

Er wird in folgender Körperhaltung intoniert:

Über dem Kopf nach oben gestreckter, rechter Arm, die Hand zur Faust geballt, der Daumen und der Zeigefinger zeigen gen Himmel, Konzentration auf den Zeigefinger. (Diese Übung wurde jeden Tag mindestens zehn Minuten gemacht, bis der Finger nach Schwefel schmeckte)

Vokal A (steht für Geist)

Er wird in folgender Körperhaltung intoniert: Hände über den Kopf gestreckt, Handflächen zeigen nach oben.

Vokal O (steht für die Vollendung)

Daumen und Zeigefinger werden verbunden, die anderen Finger zeigen nach oben.

Die Übungen werden dabei allerdings mit Abstreifungen beendet, auf die ich hierbei nicht näher eingehen werde. Sie konzentrieren sich auf den geistigen Aspekt des Menschen.

Die Übungen erinnerten mich an die Runenübungen zum Öffnen der Energiekreise AEIOU. Es fehlen allerdings die Vokale E und U – das ist die Kommunikation mit der Urkraft

6.) SCHUTZ, Abgrenzung

- **Die Glocke**

Auf Bildern aus Indien sah ich steinerne Glocken, die durch Öffnungen den Blick auf sitzende Buddhas freigaben.

Ich verstand damals noch nicht, dass dies zeigen sollte, dass sie sich unter einer energetischen Glocke befanden, um in Ruhe meditieren zu können. Erst beim Lesen der Bücher von Peryt Shou wurde mir klar, was das bedeutet.

Der Tempel **Borobudur**

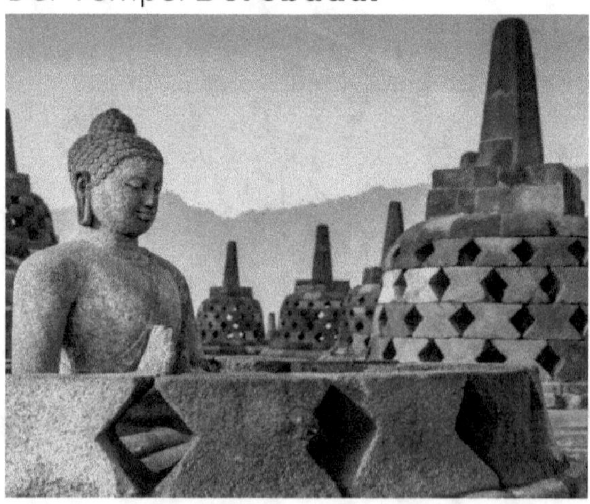

Mit den Worten **OM** greife ich in dieses Chakra und ziehe es in Etappen über meinen gesamten Körper.

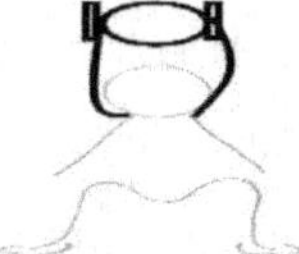

Wenn ich die Hände in Kopfhöhe halte, sage ich **MEN**, die Handflächen zeigen dabei in Richtung Kopf, die Augenbrauen sind hochgezogen.

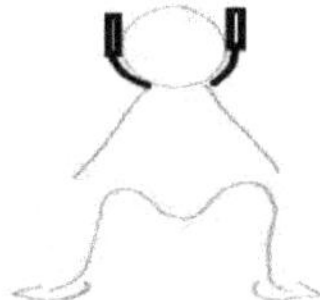

Weiter führe ich die Hände in Richtung Hüften, die Handflächen zeigen weiter in Richtung Körper, aber leicht abgespreizt. In dieser Stellung sagen wir

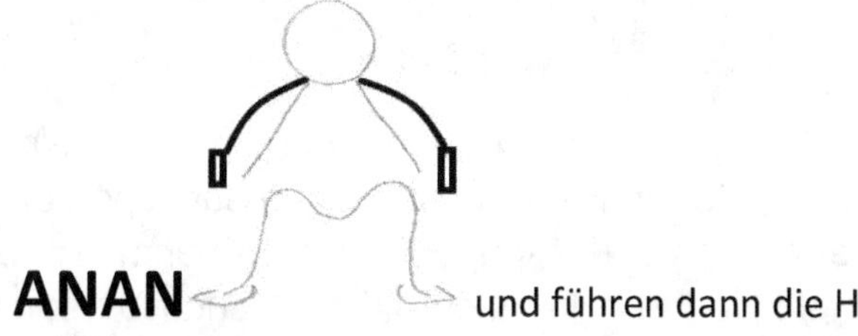

ANAN und führen dann die Hände,

die Arme leicht abwinkelnd, in Richtung Erde **GA**.

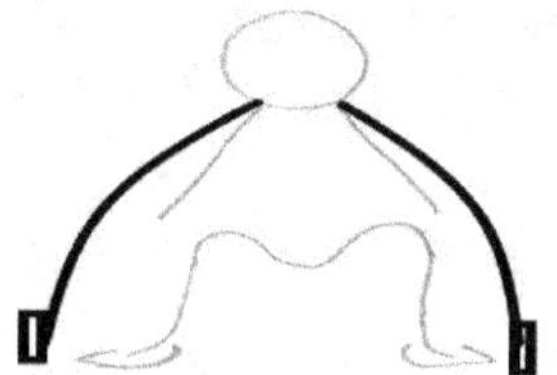

Wie wirksam diese Technik ist, testete ich an einem guten
Freund aus.

Ich rief ihn an und sagte, schau doch mal in mein
Energiefeld, es scheint etwas nicht in Ordnung zu sein.
Vorher hatte ich fast zehn Minuten immer wieder diese
Übung mit der Glocke gemacht.

Nach einer viertel Stunde rief Horst wieder an und sagte,
er könne mich einfach nicht wahrnehmen. Er sähe immer
nur eine Glocke, und er sah eine Person, die wegging und
sagte: „Die verscheißert Dich". Kleinlaut beichtete ich
Horst, dass er mein Versuchskaninchen war. Er nahm es
mit Humor.

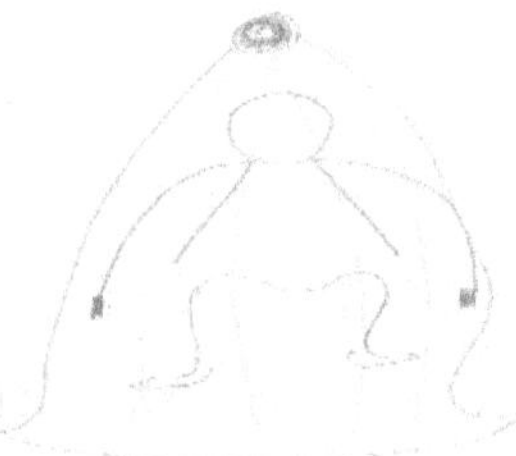

In der Gruppe testeten wir es aus.

Einer stellte sich hin und ein Anderer ging mit senkrecht
vor sich gehaltenen Händen auf die Versuchsperson zu.
Etwa vier Meter vor der Versuchsperson nahm er das
Energiefeld wahr. Dann machte die Versuchsperson die
Glockenübung. Diesmal war das Energiefeld erst etwa
zehn Zentimeter vor der Versuchsperson wahrzunehmen
Es war, als ob das Feld verschwunden ist.

- **Aufgestiegene Meister bei Gefahr, Kontrollverlust**

Gruß der aufgestiegenen Meister als Mantra benutzen

Kodoish, Kodoish, Adonai Tsebaoth

Anhebung des Energieniveaus

Dabei Dreieck über dem dritten Auge bilden

Zusatz-Code **neun, neun, neun**

Lenkt die Aufmerksamkeit der Meister auf dich

Eireinigung

Die Eireinigung ist eine einzigartige und bemerkenswerte Methode zur Reinigung der eigenen Energie. Dabei wird ein rohes Ei mit seiner Schale sanft über den Körper und die Aura der zu reinigenden Person gestrichen. Da Ei nimmt die negative Energie auf und bindet sie im Inneren. Wenn man das Ei anschließend aufschlägt, sehen das Eiweiß und das Eigelb dunkel aus.

Diese Fähigkeit der Absorbierung bestimmter Energien führt dazu, dass bei einer Reihe von Tibetanischen Heilmethoden der Verzehr von Eiern noch Tage nach der Einnahme bestimmter Kräutersubstanzen oder energetischer Behandlungen untersagt ist.

- **SATOR QUADRAT**

**Die Rede ist vom am meisten
verbreiteten, zauberkräftigen Zeichen des
Abendlandes. Es wird oft als Anhänger getragen.**

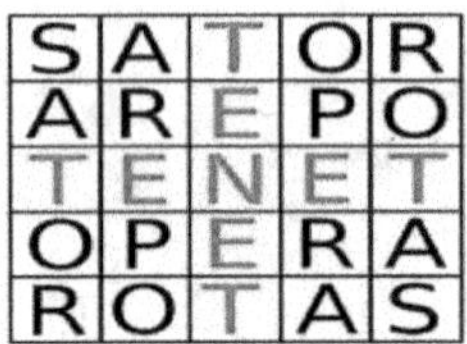

**Nach WIKIPEDIA.de wurde es als Schutz angewendet,
zum Beispiel beim Schutz vor Dämonen, vor bösen
Geistern, bei Feuersgefahr und Unheil im Allgemeinen
sowie Hunger.**

S A T O R – Sämann

A R E P O – unsichere Bedeutung

T E N E T – hält

O P E R A – Werke

R O T A S – Räder

Nach einigen aus der Antike bekannt gewordenen
Beispielen erhielt der Satz im frühen Christentum eine
religiöse Bedeutung. Man versuchte, ihn dahingehend zu
deuten: Gott hat die Welt ausgesät und hält die Räder des
Weltalls in Händen.

**Doch keiner kam auf die Idee, die Worte einfach als
Runenschrift zu lesen. Erst dann offenbart sich die
wirkliche Bedeutung als Ordnungsprinzip des
Universums.**

SATOR   Der Sonnengeist des spirituellen Kriegers
vollendet die Ordnung.

TENET   Der spirituelle Krieger tritt in Kontakt mit der
         Zeit, und die Zeit tritt in Kontakt mit dem
         Krieger.

OPERA   Die Vollendung des Angesammelten führt
         zur Ordnung des Geistes.

AREPO   Der Geist ordnet in Verbindung mit dem
         Angesammelten und erzeugt die
         Vollendung.

ROTAS   Die ordnende Kraft vollendet den spirituellen
         Krieger und führt ihn zum Geist der Sonne.

- **Anrufung der Grünen TARA**

Die Grüne Tara (Befreierin) ist die Schutzpatronin Tibets
und symbolisiert das weibliche Prinzip und die göttliche
Energie. Für Buddhisten ist es ein sehr kraftvolles Mantra,
das Ruhe und Sicherheit bietet. Sie hilft bei energetischen
Angriffen von anderen Wesen. Man ruft sie mit folgenden
Worten, am besten ist es mit Gesang. Das Tara-Mantra
kann man sich im Internet anhören:

OM TARE TUTTARE TURE SOHA

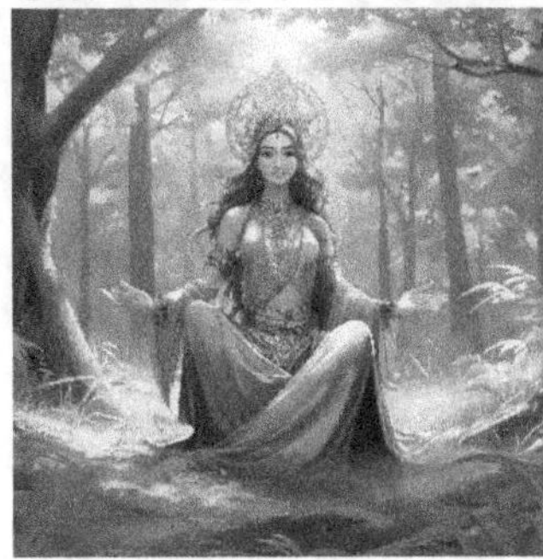

- **Persönlicher Schutzkreis (Beispiel)**

Es gibt die unterschiedlichsten Möglichkeiten, einen Schutzkreis zu bilden. Eine der wirkungsvollsten ist der Schutz durch Runen.

Verbinde ich diese mit der Anrufung der Macht der Quelle, entsteht eine schwer zu durchdringende Schutzwand. In folgendem ein Beispiel. Dabei wird der Außenkreis von 24 Runen der All-Liebe gebildet, eine Binde-Rune, die dem Christussymbol ähnelt, aber viel älter ist.

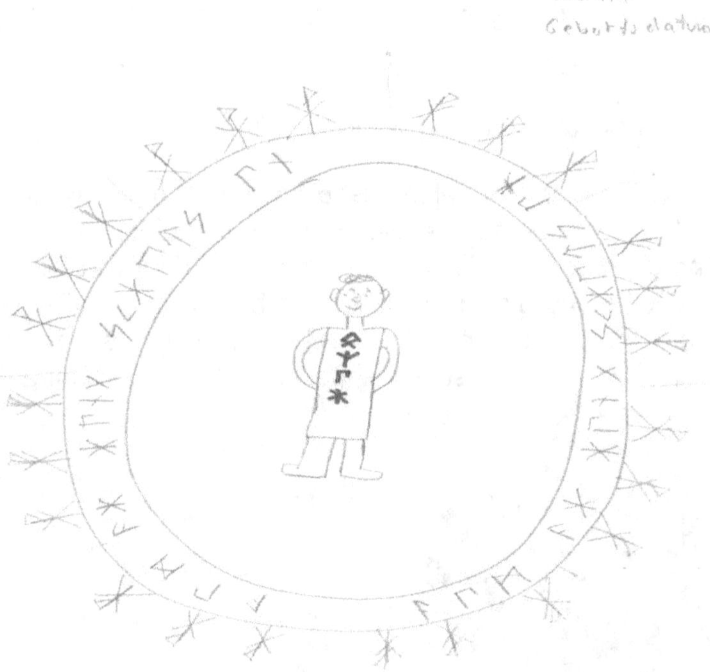

Methoden der Veränderung unserer Realität, Magie schafft Realität

Magie ist etwas, das wir nicht erklären können – etwas, was uns doch verzaubert. Wir sprechen von magischen Handlungen, Ritualen, es hat etwas Geheimnisumwittertes für uns. Etwas zieht uns magisch an, ohne dass wir es verstehen. Magie ist, mit der Macht des Geistes unsere Wünsche, unsere Visionen, unsere Vorstellungen von der Welt in die Realität zu holen.

Wer kennt nicht das Märchen vom Zauberer von Oz?

Das Mädchen sucht mit seinen Freunden, einer Vogelscheuche, einem Hasen und einem Löwen, den Zauberer. Jeder von ihnen hat eine Bitte an ihn. Der Löwe wollte u. a. mutig werden. Die Vogelscheuche wollte ein Gehirn haben und glaubte nicht, dass sie schon eins hat und klug ist. Bis der Zauberer der Vogelscheuche Nägel in den Kopf streute – jetzt fühle ich mein Gehirn.

Geht es uns nicht auch so? Glauben wir nicht auch erst, wenn wir etwas fühlen, dass es real ist? Der Löwe glaubte, ängstlich zu sein, obwohl der Mut in ihm war.

Hält uns der Glaube, etwas nicht zu können, von der Realisierung unserer Träume ab? Die Macht des Glaubens ist unbestritten und damit auch die Macht, dass unser Glaube unsere Realität beeinflusst, unsere Sicht auf die Welt bestimmt.

Magie verändert die Welt, erschafft sie neu nach unseren Vorstellungen. Dabei sind der Macht des Geistes, der Macht unserer Vorstellungen keine Grenzen gesetzt.

Was wir aussenden, kommt in unser Leben, wird von uns reflektiert. Somit sind wir an der Schaffung unserer Realität beteiligt, erschaffen sie teilweise selbst durch unsere Bewertung, unsere Sichtweise, unseren Blickwinkel.

Wir entscheiden, uns verzweifelt zu fühlen, wenn wir unseren Job verlieren. Wir erzeugen durch unsere Gedanken Ängste, die uns lähmen und hindern, nach vorne zu schauen.

Das, worauf wir uns konzentrieren, worum unsere Gedanken ständig kreisen, ziehen wir an. Wichtig ist, zu lernen, dass es keine absolute Realität, Wahrheit gibt. Jeder erschafft seine Realität, seine Wahrheit aufgrund seiner Sichtweise der Dinge.

Beispiel:

In meiner Wohnung liegt eine Schere auf dem Tisch. Mein Mann regt sich darüber auf, dass das nicht sein kann, jedes Ding hat seinen Platz, man muss es im Dunkeln finden.

Mir ist das gleichgültig, ich verstehe die Aufregung nicht, und es liegt nur eine Schere auf dem Tisch – nur unsere Betrachtungsweise dieser Tatsache ist unterschiedlich. Ändere ich meine Betrachtungsweise, ändere ich mich, mein Leben. Ich rege mich nicht mehr auf, weil die Schere auf dem Tisch liegt. Ich nehme sie und räume sie weg, wenn es mich stört. Aber ich rege mich nicht mehr darüber auf.

Menschen kritisieren mich, warum nehme ich mir das so zu Herzen? Woher kommt die Resonanz in mir? Sie haben ihre Meinung geäußert und mehr nicht, es ist ihre Sicht der Dinge, die ich mir anhöre, und das war es.

Jede negative Emotion schadet nur mir selbst. Wenn man auf seine Gedanken achtet, dann fällt auf, erst kommt der Name eines lieben Menschen und prompt stellt sich ein entsprechendes Gefühl ein.

Wir müssen somit lernen, auf unsere Gedanken zu achten, denn sie sind nichts anderes als Schwingungen, die ich aussende und mit denen ich mein Leben gestalte. Mehr dazu im Abschnitt: Schaffung der Realität.

Realität ist das ganze Universum. Jede Form der Energie, der Materie ist Form und Ausdruck der Realität. Alles, was vorhanden ist, ist Realität für mich, auch meine Gedanken sind Energie und damit Realität. Wenn alles Realität ist, was ist dann für mich real?

Meine Realität ist alles, was ich als Real empfinde. Wenn ich mich schneide, ist der Schmerz für mich sehr real.

Wenn jemand auf mich zukommt mit einem Messer in der Hand, empfinde ich es als Bedrohung – oder nicht? Wovon ist es abhängig, ob ich etwas als Bedrohung empfinde? Vom Gesichtsausdruck der Person, die mit einem Messer auf mich zukommt? Woher glaube ich zu wissen, was diese Person von mir will? Vielleicht hat sie nur das Messer gefunden und zeigt es mir, um von mir zu erfahren, ob es mir gehört. Habe ich in den Nachrichten gehört, dass gerade ein Mörder herumläuft, halte ich diesen Menschen für den Mörder? Ich habe einfach nur Angst.

Eine Angst, die also nicht aus der realen Situation entsteht, sondern durch unsere Sicht auf die Dinge, wird für uns – aber nur für uns – zur Realität. Der Mann oder die Frau neben Ihnen können die Situation aufgrund Ihrer Erfahrungen ganz anders beurteilen, haben somit ein anderes Realitätsbewusstsein als Sie. Also entscheiden unsere Erfahrungen, unsere eigenen durch die Gesellschaft, in der wir leben, geschaffenen Glaubensmuster mit darüber, was wir als Realität empfinden.

Durch Änderung unserer Sichtweise auf die Dinge können wir somit die von uns wahrgenommene Realität verändern und gleichzeitig Platz schaffen für eine neue Realität, die wir bewusst gestalten.

Wir beschränken unsere Möglichkeiten durch unseren Blickwinkel; wenn wir eine Situation aus einer anderen Sicht betrachten, stellt sie sich oft ganz anders dar.

Also schaffen wir unsere neue Realität, realisieren unsere Wünsche und Träume, indem wir bestehende Gedankenkonzepte überprüfen, uns von Gedankenkonzepten lösen, die sich als hemmend erwiesen haben. Und indem wir Neues zulassen und damit durch das Resonanzprinzip Neues anziehen und so unser Unter**bewusstsein umprogrammieren.**

Wenn man an die Umprogrammierung unserer Gedankenmuster gehen will, die sich im Laufe unseres Lebens gebildet haben, muss man sie wahrnehmen.

Wie schon erwähnt, sind 90 Prozent unbewusst, wie eine Festplatte, und zehn Prozent bewusst, wie ein Arbeitsspeicher.

Auf der Festplatte sind all die Programme gespeichert, mit denen wir im Arbeitsspeicher „spielen" können. Die Programme haben sich aus unseren Erfahrungen entwickelt, aus dem, was unser Umfeld uns als Wahrnehmung reflektiert hat, einfach aus unserem bisherigen Leben.

Negative Erfahrungen führen dazu, dass wir alles, was in dieses Bild passt und heute in der Gegenwart auf uns zukommt, durch diese Brille betrachten. Ich habe noch nie Glück gehabt, Meier hat mich immer betrogen, meine Mutter glaubt sowieso, dass ich ein Versager bin usw.

Wie will man nun neue Erfahrungen machen, sein Leben ändern, wenn es diese Programme wie eine Schleife nicht zulassen? Es kann sich nichts ändern, weil wir nicht glauben, dass es sich ändern kann. Eine Frau ist überzeugt, immer an den falschen Mann zu geraten und tut es somit auch.

Wie bekommen wir ein neues Programm auf die
Festplatte? Einfach aufspielen? Gutgesagt – wenn es da
nur diesen Wächter des Unterbewusstseins nicht gäbe.
Wie ein Antivirenprogramm lässt er neue Gedanken nicht
zu. Warum auch, die Beibehaltung einer Auffassung, die
automatisch abläuft, ist doch bequem. Also müssen wir
diesen Wächter, dieses Schutzprogramm umgehen, um
Neues in unser Leben zu lassen, um uns von Altem
trennen zu können.

a) Sigillum

Viren-Programme schützen unsere Festplatte vor fremden
Eingriffen und nicht gewollten Veränderungen. So schützt
sich unser Unterbewusstsein vor Veränderungen
bestehender Meinungen und Auffassungen durch einen so
genannten Wächter. Veränderungen werden nur schwer
zugelassen.

Dieser Wächter prüft jede Auffassung, die wir entwickeln
wollen daraufhin, ob es schon was Ähnliches gibt.
Zum Beispiel: Ich bekomme das nicht, soviel Glück steht
mir nicht zu – diese Auffassung lässt dann die Realisierung
unserer Wünsche nicht zu. Wenn wir diesen Wächter
umgehen und unserem Unterbewusstsein sagen, Du hast
es doch bereits, kann er nichts dagegen unternehmen.
Denn, wenn die Auffassung: „Ich bin gut, ich kann das, es
steht mir zu" bereits auf der Festplatte ist, besteht keine
Veranlassung, sie abzulehnen.

Bei der Herstellung eines Sigillum geht es darum, diesen
Wächter unseres Unterbewusstseins auszuschalten, ihn
auszutricksen. Wir wollen an ihm vorbei eine Information in
unserem Unterbewusstsein verankern. Das heißt, die
Information muss so verändert werden, dass er sie nicht
als solche erkennt. Wir formulieren unseren Wunsch und
schreiben ihn mit Druckbuchstaben auf ein weißes Blatt
Papier.

Parallel haben wir uns einen Kreis aus Papier oder Transparentpapier ausgeschnitten, der von der Größe her gut in die Hand passt; zirka drei Zentimeter Durchmesser. Transparentpapier eignet sich besonders dazu, weil es haltbarer ist.

Dann geht es los:

Ich habe einen Job, der mir Spaß macht und bei dem ich gluecklich bin.

Dabei wird Ä ae geschrieben und Ü ue usw.

Der erste Buchstabe unseres Satzes wird auf das Transparentpapier geschrieben, an der Stelle, an der wir ihn für richtig halten.

Dieser Buchstabe wird dann im ganzen Text durchgestrichen.

Ich habe einen Job, der mir Spaß macht und bei dem ich gluecklich bin.

Dann kommt der nächste Buchstabe dran: das c

Ich schreibe wieder das c auf mein Transparentpapier, achte allerdings darauf, dass es irgendwie den ersten Buchstaben berührt.

Ich habe einen Job, der mir Spaß macht und bei dem ich gluecklich bin.

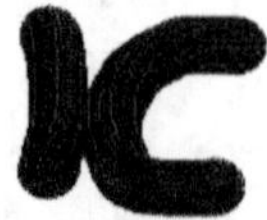

Dann werden alle c gelöscht,

dann alle h.

Ich habe einen Job, der m**i**r Spaß ma**ch**t und bei dem **ich** glue**ck**l**ich** b**i**n.

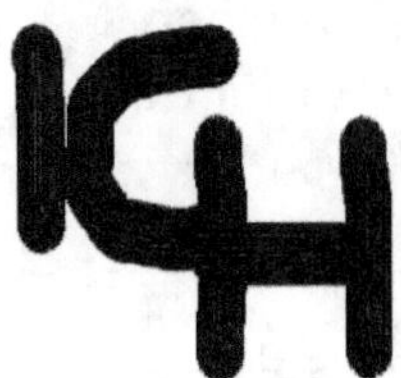

So geht es weiter, bis alle Buchstaben einmal auf dem Transparentpapier sind.

Anschließend sehen wir uns unser Gebilde an und stellen uns eine Frage: Ist es harmonisch, oder wie wirkt es auf mich? Wenn es chaotisch wirkt, ist dieser Wunsch eigentlich nicht das, was wir wollen, und er kann sich so nur schwer manifestieren.

Ich empfehle dann, das Stück Papier zu verbrennen und den Wunsch anders zu formulieren. Manchmal sind nur Teilaspekte zur Zeit realisierbar. Im Allgemeinen sehen dann die Gebilde beim zweiten Mal ganz anders aus. Auch sind sie dann harmonisch.

Jetzt kommt der nächste wichtige Teil, die Aktivierung. In den alten Überlieferungen wurde die Aktivierung durch die Nutzung sexueller Energie vorgenommen. Es gibt aber auch eine andere, alltagstauglichere Methode.

Man setzt sich locker hin, legt beide Hände auf die gezeichnete Figur und leitet beim Ausatmen die Energie zu den Händen. Im Allgemeinen spürt man, wie es unter den Händen beginnt zu arbeiten. Wie oft es gemacht werden muss, ist individuell unterschiedlich. Ich empfehle mindestens achtmal.

Damit wäre der Vorgang schon abgeschlossen. Es wäre nur noch anzumerken: Es ist ratsam, das Sigillum am

Körper bei sich zu tragen, damit sich seine Schwingungen im Energiefeld besser manifestieren. 21 Tage lang; es gibt aber keine Begrenzung.

Ist der Wunsch eingetreten, sollte man das Sigillum verbrennen, damit es nicht weiterhin Energie in einen bereits erfolgten Wunsch gibt – Energie, die wir für den nächsten Wunsch brauchen.

Zu beachten wäre auch, dass man die Wünsche nacheinander abarbeitet, da sich die zur Realisierung notwendige Energie aufteilt und die Realisierung zeitlich verzögert wird. Also Schritt für Schritt, einen Wunsch nach dem anderen.

b) Affirmationen

Man wiederholt immer denselben Satz, z. B.: „Ich bin glücklich, ich bin glücklich…"

„Ich habe einen lieben Mann, ich habe einen lieben Mann………"

Am Anfang fühlt es sich – wenn ich gerade am Boden bin – wie eine Lüge an. Das hört aber auf, die ständige Wiederholung – genauso wie bei Mantren – bewirkt, dass das Unterbewusstsein immer mehr zu der Überzeugung kommt, dass es so ist. Denn ich sage nicht: Ich werde es sein, dagegen könnte der Wächter des Unterbewusstseins etwas unternehmen, denn es steht mir gar nicht zu, glücklich zu sein – als ein einprogrammierter Glaubensgrundsatz. Nur, was soll er machen? Ich bin es halt. Erkennen wir die Macht der Worte „Ich bin.." und wenden wir sie an.

c) Löschung von Emotionen

Es fällt einem schwer, wenn man sich angegriffen fühlt, wieder von der Decke, an der man klebt, runterzukommen.

Ich habe mal geäußert: „Erst gebe ich ihm einen Tritt in den Hintern, dann bitte ich um Vergebung, nur den Tritt braucht er (brauche ich)". Ich wusste, es ist falsch, aber ich konnte einfach nicht anders (Der kleine Teufel auf einer meiner Schultern hat den Engel auf der anderen Schulter einfach überstimmt).

Was war passiert? Jede Mutter kennt das, wenn jemand ihre Kinder angreift, wird sie zur Löwin. Wenn ich einen bestimmten Namen hörte oder nur an ihn dachte, war ich bereits an der Decke, einfach wütend. Da sich diese Wut so bei mir äußerte, dass ich mich sofort krank fühlte, nicht mehr gehen konnte, musste dieses einfach ein Ende haben. Bloß was tun?

Ich begann, meine Gedanken zu kontrollieren. Immer wenn ich merkte, dass der Name in mir hochkam, stellte ich mir vor, dass ich eine Tür im Kopf zuschlug. Nach etwa zwei Wochen wusste mein Unterbewusstsein, dass ich diesen Gedanken nicht wollte, und ich hörte auf, an ihn zu denken. Das half aber nichts, wenn von anderen der Name ausgesprochen wurde. Im Unterbewusstsein schlummerte die Wut.

Ich kaufte mir einen kleinen weißen Kater (Plüschtier), und jeden Tag nahm ich ihn morgens und abends in den Arm und streichelte ihn, verband ihn mit dem Namen und sagte: „Er wollte ja nur spielen, ach ist der Kater süß". Drei Wochen später verband mein Unterbewusstsein den Namen mit einem süßen spielenden Kater, und ich kam zur Ruhe.

P. S. In einer Zeremonie, Monate später, warf ich den Kater voller Genuss ins Feuer. Es war einfach ein befreiendes Gefühl.

d) Gebet, umgebt Euch mit dem, was Ihr wollt

Jesus erklärte, dass man so beten solle, als wenn man etwas schon hätte und dabei das Gefühl in sich erzeugen, dass es schon da ist. Steht da vielleicht ein grundsätzliches Prinzip dahinter?

Da fiel mir wieder ein, was von den Germanen berichtet wurde. Nämlich, dass sie den Sieg schon vor dem Kampf feierten. Mich hatte das widersprüchliche Verhalten der Templer, aus der Überlieferung heraus, verwundert. Auf der einen Seite wurden sie als ein streng militärisch geführter Orden beschrieben, auf der anderen Seite hielt sich bis heute in der Bevölkerung der Spruch: „Du kannst saufen wie ein Templer". Was feierten sie abends in ihren Kirchen und Kathedralen?

Was ist Realität, und wie erschaffe ich sie? Entsprechend dem Resonanzprinzip ziehe ich das an, was ich bin.

Wenn ich mir 21 Tage und 20 Minuten hintereinander vorstelle, dass ich ein Ziel bereits erreicht habe, dann hole ich den Sieg in mein Leben, ich manifestiere ihn.

Also feierten die Germanen den Sieg, um ihn in ihre Realität zu holen. Also feierten die Templer ihre Macht, um sie in der Realität zu manifestieren.

Das können wir auch. Einfach mit einem Glas Wein oder Tee hinsetzen und sich vorstellen, wie es sich anfühlt, wenn man das schon hat, was man sich erhofft. Probiert es aus.

Hagal Hagal Hagal Hagal

Heil sein, Heil zeugen, Heil hegen, Heil geben.

e) Vergebung

Vergeben ist so schwer, immer wieder durchleben wir unsere Opferrolle. Was hat mein Vater, mein Freund mir angetan, das ich nicht vergessen will? Wir selbst sind die Leidtragenden, im wahrsten Sinne des Wortes, wenn wir nicht vergeben. Es belastet uns in unserem Leben. Streifen wir die Opferrolle ab.

Die wenigen Worte der HUNA-Lehre können so viel bewirken und uns befreien.

Ich habe es nicht so gemeint. Bitte verzeih mir. Ich liebe Dich, Danke

Auch wenn Ihr glaubt, selbst angegriffen worden zu sein – der Andere müsste sich eigentlich entschuldigen –, dann tut es einfach an seiner Stelle. Damit befreit Ihr Euch von den Euch belastenden, energetischen Verbindungen. Ihr schafft Räume für neue, freudvollere Erlebnisse in Eurem Leben.

f) Blockaden zu Anderen oder zwischen Anderen lösen

Ich verbinde mich mit der Quelle und befehle:

Alle Blockaden, die ....(Name) mir gegenüber aufgebaut hat und alle Blockaden, die ich ihm gegenüber aufgebaut habe, werden gelöscht, im Licht der bedingungslosen Liebe. Danke, es ist geschehen, es ist geschehen, es ist geschehen, bitte zeigt mir, wie es geschieht.

Die linke Hand anheben und beim Ausatmen nach unten drücken. Diesen Vorgang mehrmals wiederholen. Wenn die Hand sich leicht nach unten drücken lässt, sind die Blockaden gelöst.

Ich habe diese Technik bei einer Frau angewandt, die viele Auseinandersetzungen mit Kollegen im Beruf hatte. Sie hat nicht daran geglaubt. Später erzählte sie, dass zwei Tage später eine Veranstaltung war und sie mit einmal den Drang verspürte, zu einer Frau, mit der sie sich seit Jahren gestritten hatte, hinzugehen und zu sagen: „Wollen wir den Streit nicht lassen?" In diesem Moment kam die Frau mit einem Glas Sekt auf sie zu und sagte: „Wollen wir unseren Streit nicht lassen", es funktioniert.

Die Wirkung hält zirka drei Tage an, wir sind gesprächs- und kompromissbereit. Es steht uns aber frei, die Blockaden wieder aufzubauen.

g) Neue Visionen erzeugen, um Wünsche zu realisieren

Um Wünsche zu realisieren, gibt es viele Methoden.

1. Man kann bitten, Gott, Engel, Propheten, andere Gottheiten gemäß der eigenen Glaubensrichtung

2. Man kann sich vorstellen, dass das, was man will, bereits im Leben ist und das Gefühl der Freude und Dankbarkeit in sich erzeugen, so wie Jesus es seinen Jüngern erklärte. Dabei ist es wichtig, sich 21 Tage mindestens 20 Minuten vorzustellen, dass das Gewünschte schon da ist – zu feiern, dass man es hat. In der übrigen Zeit bitte nicht mehr daran denken, sonst blockiert man sich selbst.

Ein Beispiel aus meinem Leben:

Ich lebe in einer ländlichen Gegend, in der man ohne Auto aufgeschmissen ist. Keine Bus- oder Zugverbindung, die nächste Ortschaft mit 4000 Einwohnern ist vier Kilometer entfernt. Viel Wald, viele Seen, eine herrliche Natur – nur, wie kommt man zur Arbeit?

Mein Mann und ich brauchten eigentlich beide ein Auto. Da meine eine Tochter im Ausland war, genügte vorübergehend eins. Als sie uns erklärte, dass sie vorfristig in zwei Monaten zurückkommt, standen wir somit vor einem Problem: Ein neues Auto musste her. Und real war kein Geld für die Anzahlung da. Was also tun?

Ich wusste keine Lösung. Also zündete ich jeden Morgen ein Teelicht an und stellte mir vor, wie ich in mein Auto stieg, wie ich mich freute, dass ich mit 52 Jahren endlich einmal ein Auto hatte, das mir gefiel. Rot, zweitürig, Cabrio, rassig, meins.

Das tat ich jeden Morgen um 7.00 Uhr zur selben Zeit. Nach einem Monat begann mein Mann, an meinem Verstand zu zweifeln, und eine Kollegin schenkte mir zu Weinachten eine Karte mit einem Weihnachtsmann im roten Cabrio. Drei Tage vor dem bewussten Datum hatte ich noch kein Auto, und mein Mann wollte mit mir nach Hamburg fahren und irgendein gebrauchtes kaufen.

Ich lehnte ab: „Ich habe mein Fahrzeug, rot, zweitürig, Cabrio". Mein Mann schrie, jetzt wäre ich endgültig reif für die Psychiatrie. Plötzlich ging ich ins Internet. Es öffnete sich die Seite von Porsche – nicht meine Preisklasse! Und ich sah einen gebrauchten Porsche: rot, zweitürig, Cabrio, zehn Jahre alt, ohne Anzahlung und zu einer bezahlbaren Rate.

An dem Tag, an dem ich es brauchte, hatte ich mein Auto. Wie sah es aus? Rot, Cabrio, gelbe Ledersitze – meins! Ich fuhr es vier Jahre.

3. Rune Laguz auf das 3. Auge oder das Herz-Chakra legen, Wunsch visualisieren und „Ja" sagen.

Wenn man auf der Autobahn oder auf der Straße nicht vorwärts kommt, Laguz vor den Augen visualisieren.

h) Umprogrammierung des Unterbewusstseins

90 Prozent von allem, was in unserem Leben passiert, wird in der Form von Bildern und Gefühlen in unserem Unterbewusstsein, wie auf einer Festplatte, gespeichert.

Nur zehn Prozent sind im Tagesbewusstsein, dem sogenannten Arbeitsspeicher. Das heißt nicht, dass uns diese 90 Prozent nicht jeden Tag in unseren Entscheidungen beeinflussen.

Wurden wir betrogen – vergleichen wir jede Situation mit der gemachten Erfahrung.

Wir engen selbst durch die Brille, durch die wir die einzelnen Ereignisse betrachten, unsere Möglichkeiten ein. Wir bewerten, ohne ausreichend zu prüfen, basierend auf Gefühlen aus der Vergangenheit, die in keinem Fall noch real sein müssen.

Ich schreie Hilfe, wenn meine Schwiegermutter kommt – ich denke nicht. Mein Geist erzeugt ein Gefühl der Ablehnung, aufgrund von Erfahrungen. Die will wieder was von mir, habe ich schon wieder was falsch gemacht?

Das Unterbewusstsein ist somit wie ein Programm zu sehen, das uns immer wieder dieselben Energien erzeugen lässt, basierend auf Erfahrungen.

Voller Skepsis sehe ich meinen Nachbarn kommen. Vielleicht will der Nachbar nur mal nett sein, aber vor zehn Jahren hatte man einen Streit. Worum ging es? Schon vergessen, also warum habe ich heute noch immer Vorurteile? Weil mein Speicher, meine Zellen, es noch immer festhalten, weil wir diesen Speicher nicht wie beim Computer einfach gelöscht haben. Warum nicht? Warum schleppen wir den Ballast der Ablehnung der Kindheit mit 50 Jahren immer noch mit uns herum?

Warum wird unser mangelndes Selbstwertgefühl immer noch von den Ereignissen der Kindheit genährt, und wir lassen nicht los?

Weil wir es nicht wissen.

Wir hetzen durch das Leben und bemerken nicht, dass die Probleme, die wir ständig zu lösen versuchen, wir selbst sind. Dass wir durch unsere Ignoranz diese Probleme erzeugt haben. Dass wir der Auslöser unserer Probleme sind. Also versuchen wir, sie zu lösen, uns von diesem Dreck und Müll in unserem Energiefeld zu befreien.

Aber halt, stopp: Das heißt nicht, dass wir die Verletzungen der Kindheit, den Freund, der uns reingelegt hat, den Reinfall im Job, vergessen sollen. Nein, das sind Erfahrungen, die wir gemacht haben, durch die wir so geworden sind, wie wir heute sind.

Die Emotionen lösche ich von der Befehlsebene aus.

Nur die Gefühle, die Glaubensgrundsätze, Lebenseinstellungen, die diese Ereignisse bei uns erzeugt haben, sollen verschwinden und uns nicht mehr belasten.

Das Gefühl des Ausgeliefertseins, dass Kinder nach einer Vergewaltigung haben, der Ekel, die Wut, die sich dann meistens zerstörerisch gegen einen selbst richtet.

Hat man vielleicht selbst Schuld? Warum bist du abends noch rausgegangen? Wenn dein Rock nicht so kurz gewesen wäre, wäre es nicht passiert. Wenn du mit deiner Bluse nicht so gereizt hättest?

Man bat mich, ein Kind aus einem Kinderheim zu behandeln – es ist jetzt fast acht Jahre her. Ich machte eine Fernbehandlung.

Das Mädchen war vom Onkel missbraucht worden.

Während der Behandlung veränderte sich die Kleine, man berichtete mir, dass ihre Augen wieder strahlten und sie, die sich alleine in eine Ecke gesetzt hatte, zu anderen Kindern ging und anfing zu spielen. Ich hatte nur die Gefühle gelöscht, und das Leben begann für sie wieder neu.

i) Abgabe unserer Fragen und Probleme an das höhere Selbst

Konzentration Herz, Meditieren über göttliche Gnade, Energie am Kopf fühlen.

Vor dem dritten Auge vor der Stirn bildet sich eine Energiekugel, die durch unsere Gedanken gespeist wird. Haben wir Probleme, ist sie da. Jeder kann sie selbst mit seiner Hand fühlen. Sorgenvolle Gedanken manifestieren sich an dieser Stelle (siehe Sorgen- oder Zornesfalte auf der Stirn zwischen den Augenbrauen).

Wenn wir dem höheren Selbst eine zusätzliche Portion Energie geben, kann es für uns tätig werden und unsere Probleme von einer anderen Ebene aus lösen. Also los. Einatmen und sich vorstellen, dass die Energie über das Scheitel-Chakra aufgenommen und zum Solarplexus geführt und dort gespeichert wird.

Dieses 8x wiederholen, dann kurze Pause, dasselbe nochmal 8x, wieder eine kurze Pause.

Dann 7x wiederholen und beim achten Mal die Energie aus dem Solarplexus über das Scheitel-Chakra nach oben zu unserem höheren Selbst senden.

Wenn wir dabei ein konkretes Bild mitsenden, dann versteht unser höheres Selbst, dass es diese Portion zusätzliche Energie vorrangig für die Realisierung unseres per Bildvorstellung übertragenen Wunsches verwenden soll.

Wenn ich dann wieder mit der Hand vor meine Stirn gehe, kann ich die Energie, die Kugel, nicht mehr wahrnehmen.

j) Gebet der Potentiale

So mancher wird nachts zwischen 3 und 4 Uhr wach und kann dann nicht mehr einschlafen. Eine Ursache kann ein Kontaktwunsch der Seele sein. Da hilft das Gebet der Potentiale (Das Stille Gebet), das man im Internet unter www.meisterbewusstsein.wordpress.com findet. Man muss sich drei oder vier Strophen aussuchen, mit denen man hundertprozentig übereinstimmt und sie entsprechend den eigenen Glaubensgrundsätzen anpassen. Was bewirkt dieses Gebet:

Es sagt der Seele, ich habe verstanden, dass du Kontakt mit mir aufnehmen willst. Es zieht realisierende Kräfte in unser Leben, programmiert unser Unterbewusstsein auf die Tatsache, dass alle unsere Wünsche erfüllt sind – und es geschieht.

Anschließend legt man sich wieder hin. Da das Gebet sehr beruhigend wirkt (es kann auch mehr als einmal gesprochen werden), schläft man sehr schnell wieder ein. Irgendwann wird einem dann in bildlicher Form eine Information, ein Hinweis durch die Seele im Traum gegeben.

Meine verkürzte, für mich angepasste Version lautet:

Mit meinem Herzen, meinem inneren Wissen, meiner inneren Weisheit
nehme ich mein vollkommenes Sein an.

> Ich übernehme die Verantwortung für mein Selbst, für die Dinge, die in meinem Leben sind.

> Ich erkenne die schöpferische Kraft Gottes, die in mir ist und weiß, alles ist so, wie es sein soll.

Mit meinem Herzen, meinem inneren Wissen, meiner
inneren Weisheit
nehme ich mein vollkommenes Sein an.

Ich weiß, dass ich ein Wesen voller Licht bin,
vor mir die goldene Schatulle, das Geschenk
Gottes,
und ich weiß, alle meine Wünsche sind erfüllt.

Mit meinem Herzen, meinem inneren Wissen, meiner
inneren Weisheit
nehme ich mein vollkommenes Sein an.

Ich nehme es an, dass alles in meiner
Vergangenheit von Liebe herrührte.
Ich nehme es an, dass alles in meiner Gegenwart
von Liebe durchdrungen ist.
Ich nehme es an, dass alles in meiner Zukunft zu
noch mehr Liebe führen wird.

Ich nehme mein vollkommenes Sein an.

So sei es, so sei es, so sei es.

k) Behandlung von Gebäuden und Landschaften

Auch unser Umfeld beeinflusst unser Wohlbefinden,
unsere Stimmung, einfach unser Energiefeld. Es bilden
sich energetische Felder. Ein energetisches Feld ist für
mich ein energetisches Gebilde, ein Bereich der
zusammen etwas Größeres bildet, mit einem bestimmten
Bereich in Resonanz steht, wie ein lebendes Wesen agiert.

Zum Beispiel: Ein Baum ist Teil eines Waldes, der
zusammen mit einem Wasserlauf eine Flusslandschaft
bildet, die wiederum Teil eines Landes ist.

Jetzt kann sich ein energetisches Feld entwickeln, das
einen Teil des Waldes und einen Teil einer Siedlung
umfasst. Es wird von allem, was sich in seinem Bereich
befindet, beeinflusst. Es entsteht aber nur ein energetisch

abgegrenztes Feld in den Bereichen, wo Resonanz zu den einzelnen Teilen besteht.

Sind auf einem Gelände vor Jahrhunderten Schlachten geschehen, kommen Seelen nicht zur Ruhe. Sie finden schlichtweg nicht den Weg zum Licht. So kann man jemandem, dessen Haus davon belastet ist, helfen, indem man Seelen, die sich im Nahbereich des Hauses befinden, den Weg ins Licht zeigt. Das muss aber langfristig erfolgen, da dieses Haus jetzt wie eine Lampe in der Dunkelheit all die anderen anzieht, die im Umfeld sind. Sie müssen auch erst gehen, bevor Ruhe herrscht.

Also muss man eine Behandlung des gesamten Bereiches vornehmen.

Mögliche Behandlungsmethoden:

1.) Dieses geht am einfachsten mit unseren alten Zeichen.

Ich benötige dazu ein Foto oder eine Karte der Region und teste mit Pendel oder der Hand die Grenzen des Bereiches aus. Mit einem Farbstift kreise ich den Bereich ein, der das Objekt beeinflusst – und stelle in allen vier Himmelsrichtungen ein Teelicht oder eine Kerze auf.

Das Bild „Weg der Gnade" lege ich auf den Bereich und meditiere fünf bis zehn Minuten über göttliche Gnade.

2.) Ich frage den Bereich, durch welchen Kanal er welche Runen-Energie zugeführt haben möchte, um die Harmonie wiederherzustellen. Mit einem Pendel oder mit einem Finger teste ich aus, welche Runen benötigt werden. (Im Abschnitt „Heilung körperlicher Probleme" habe ich eine Runenübersicht.)

Ich male ein Pentagramm über das Gebiet…

    A) und frage: Welches Zeichen soll als Transmitter, als Kanal dienen? (maximal drei)

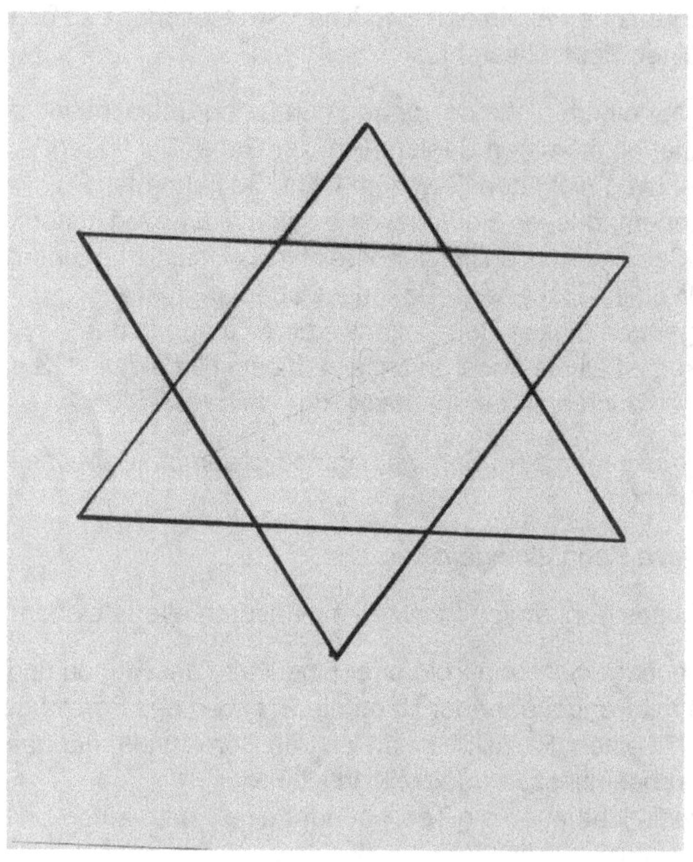

Die Runen lege ich dann in das Pentagramm, aber
nicht auf die in der nachstehenden Übersicht
eingezeichneten Runenpositionen.

B) Welche Energie benötigt das Gebiet?

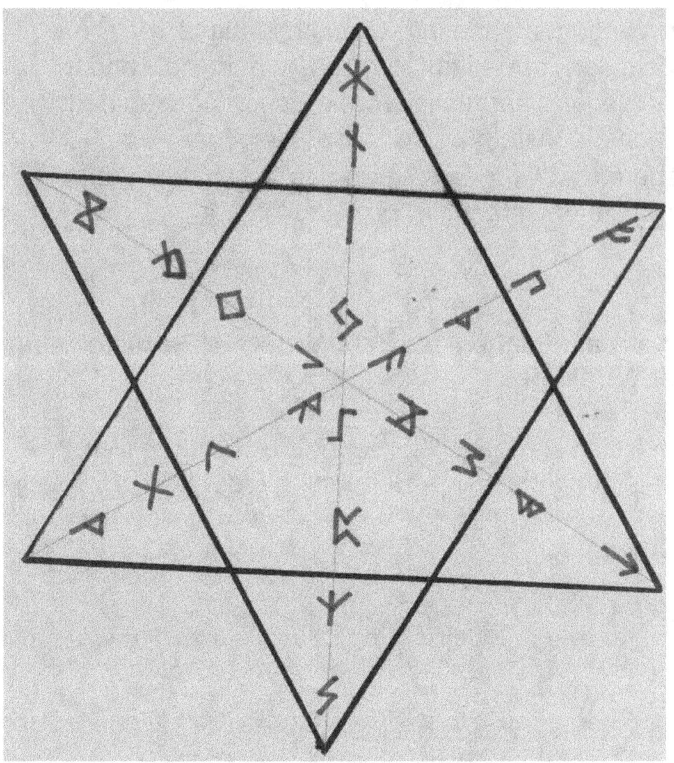

Maximal sechs Zeichen auf den im Pentagramm vorgesehenen Platz positionieren.

Wenn man sich Muster aus den Zeichen anfertigt und diese mit Blattgold belegt (preiswert über AMAZON zu beziehen), bedarf es keiner weiteren Aktivierung. Habe ich die Zeichen einfach aufgemalt, lege ich – nachdem ich fertig bin – meine Hand auf das Pentagramm und stelle mir vor, dass, ausgehend von meinem Herzen, die Energie über meine rechte Hand das Pentagramm aktiviert.

Anhauchen hat dieselbe Wirkung. Ich gebe meine Lebensenergie.

Versucht es. Mir wurde berichtet, dass sich das Verhalten der Menschen innerhalb der Familie veränderte, Spannungen verschwanden.

Da man Personen ohne ihre Genehmigung nicht behandeln darf, aber das Gebäude, in dem sie wohnen, oder der Gegend harmonisierende Energie geben darf, eignet sich die Methode auch für den eigenen Arbeitsbereich. Dafür muss man das Gebäude, in dem man arbeitet, entsprechend behandeln.

I) Das **kabbalistische Kreuz als Mittel zur Realisierung unserer Wünsche**

Viele christlich erzogene Menschen bekreuzigen sich. Nur, wissen sie noch die wahre Bedeutung dieser Geste?

1. Stirn   VERBINDUNG

       Ich als Mensch trete in
       Kommunikation zu Gott.

2. Brust   WUNSCH

       Im Fluss des Geistes manifestiere ich
       durch klare Gedanken.

3. rechte Schulter VISUALISIEREN

       Im Energieaustausch zwischen Geist
       und Mensch manifestiert der Geist
       sich im Raum.

4. linke Schulter FESTSCHREIBEN

Ich übernehme das Manifestierte und
gebe es ab.

5. Kreuzen der Arme   VOLLENDUNG

Der Fluss aller Ebenen erhält seine
Vollendung.

6. Brust   ABSCHLIEßEN

So sei es in Vergangenheit,
Gegenwart und Zukunft.

m) Nur positive Energie zulassen

Es ist einige Jahre her, da besuchte mich ein guter Freund
aus Hamburg und zeigte unserer Gruppe folgende Übung:

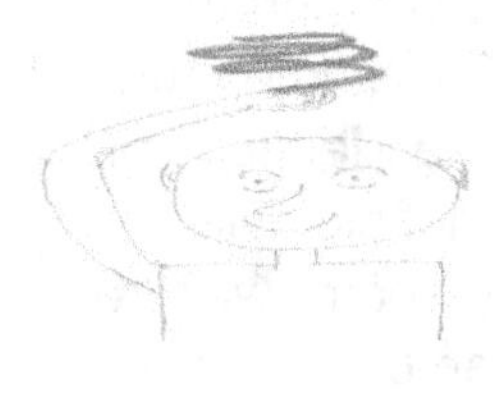

Lasso werfen

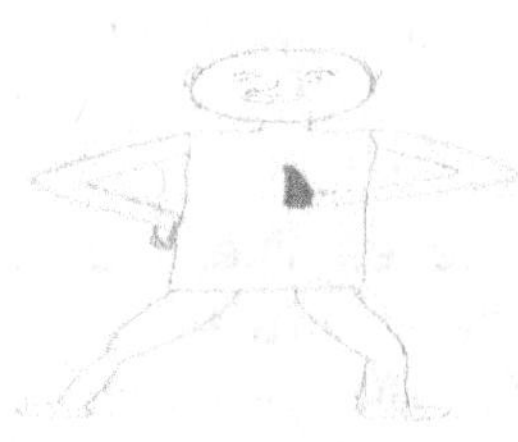

Ich bin im Bewusstsein,

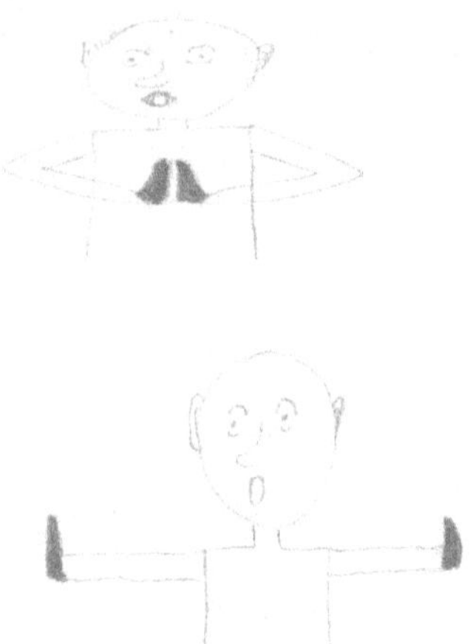

und jeder, der mein Energiefeld berührt, erhält den Impuls, sein Bestes für mich zu geben.

Er beschrieb es, dass das Leben leichter wird. Wir haben es nicht für voll genommen. Ein junges Mädchen war bei dem Gespräch dabei. Es hatte Probleme in der Schule und probierte es aus. Morgens vor Unterrichtsbeginn machte die Schülerin die Übung. Es gab keine Probleme mehr. Ein Zufall? Sie tat es dann jeden Tag, und die Menschen in ihrem Umfeld reagierten einfach netter auf sie. Die Probleme verschwanden. Zwei Wochen später war ihre Mutter bei einer unserer Veranstaltungen und berichtete davon. Dann wollten es alle probieren, und die Wirkung war beeindruckend. Eine aus der Gruppe berichtete später, dass sie so viele negative Anrufe in ihrem Job bekam, dass sie es einfach auf der Toilette probierte. Mit einmal veränderte sich die Situation. Die negativen Anrufe bekamen ihre Kollegen. Viele aus meiner Gruppe machen es jetzt regelmäßig.

<u>Nur, wann werden Wünsche wahr?</u>

Die Peruanischen Indianer sagen bei der Errichtung eines heiligen Raumes:

Großer Spirit, Du hast unzählige Namen, und Du bist doch
der namenlos Eine, ich danke Dir, dass Du mir gestattest,
das Lied des Lebens zu singen.

Wer betet also zu welchem Gott? Und wer wird erhört,
wenn alle eine Bitte an ihn richten?

Die Christen bezeichnen die Materialisten als ungläubig,
und die Materialisten sehen die Christen als Träumer, als
Fantasten.

Wer hat also recht?

Die Sicht hängt somit von unserer gesellschaftlichen
Prägung, der Erziehung, ab.

Jetzt beten die einen um Vernichtung der anderen im
Krieg, wer wird gehört?

Vielleicht ist diese Frage leichter zu beantworten als
gedacht.

Wenn alles Energie ist, gedankliche Energie, wovon ist
dann die Stärke eines Gebetes abhängig?

Von der Intensität der Energie, die zielgerichtet frei wird.

Napoleon und auch Hitler hatten in der ersten Zeit Erfolge.
Je größer aber die eroberten Gebiete wurden, desto mehr
Leid erzeugte der Krieg, desto mehr schwand auf der Seite
der Bevölkerung die Akzeptanz, desto stärker wurde der
Hass der Unterdrückten, und die Zahl stieg. Die Zahl derer,
die um die Vernichtung von Napoleon und Hitler baten, die
Wut erzeugten, erreichte ein Maß, das größer war als die
der Angreifer. Und das Kriegsglück wendete sich.

Die Realisierung von Wünschen, von Bitten, ist somit von
nachstehenden Faktoren abhängig

     1.   Ob die Möglichkeit für dieses Leben
gegeben ist (Wer nicht in Amerika geboren ist, kann
nicht Präsident der USA werden) und von dem

Platz im Lebensprozess. (Wenn ich nicht schon seit
früher Jugend am Klavier geübt habe, kann ich mit
50 nicht mehr Konzertpianist werden).
Ein Kleinkind hat mehr Möglichkeiten im Leben als
ein Erwachsener, weil es seinen Weg durch
Entscheidungen noch nicht eingegrenzt hat.
Mit jeder Entscheidung verändern sich unsere
Möglichkeiten. Sie können sich erweitern oder
einschränken. Und von jedem Punkt, an dem wir
uns im Heute und Jetzt befinden, haben wir
begrenzte Entscheidungsmöglichkeiten.

2. Intensität des Wunsches

Je stärker das Gefühl ist, welches wir erzeugen,
desto höher ist die Energie, die diesem Wunsch
innewohnt.

3. Anzahl der Wünschenden

Je mehr Menschen denselben Wunsch haben, sich
auf dasselbe Ziel fixieren, desto größer wird die
Energie.

4. Parallelität

Dann, wenn viele Menschen sich zu einem
bestimmten Zeitpunkt, an einem bestimmten Ort
oder auf einen bestimmten Ort fixieren, mit
demselben Ziel.

5. Von unserem Karma, unserer Aufgabe in dieser
Inkarnation

Generell hat der Mensch den freien Willen, nur
einige sind freier. Es ist bei ihnen ein bestimmter
Platz im Spiel der Geschichte vorgesehen. Es steht
ihnen frei, den Weg dahin zu wählen, aber das Ziel
steht fest (nur nicht, ob sie es erreichen). So wie in
der Bibel von einer Person berichtet wurde, die
nicht lehren wollte, sondern sich mit ihrer Familie

ein anderes Leben ausmalte. Diese Person wurde
von dem Wal verschlungen und dort ausgespuckt,
wo sie ursprünglich hinsollte.
Des Weiteren können z. B. Verwünschungen,
Verfluchungen – im Rahmen der genetischen Linie
– verhindern, dass sich unsere Wünsche
materialisieren.

6. Von unseren Glaubensgrundsätzen

Wenn mein Unterbewusstsein der Ansicht ist, dass
das Glück mir nicht zusteht, arbeitet es meinem
Wunsch entgegen.

Erlebnisberichte:

Rückblick auf meine ersten vorsichtigen Berührungspunkte mit altem Wissen

Die erste Heilreise

Was ist eine Heilreise? Als ich damit in Berührung kam,
wusste ich es nicht. Es wurde mir so erklärt:
Es ist eine geführte Exkursion in unser Unterbewusstsein,
in verdrängte Ängste, Gefühle, die wir nicht mehr ansehen
wollen. Sie kann uns mehr an unsere innere Stimme
verbinden, uns helfen, Gefühle, Emotionen loszulassen,
um in die Selbstbestimmung unseres Lebens zu kommen.
Man muss es nur wollen und Hilfe zulassen.

Dann mal los.

Jeder legte sich auf die mitgebrachte Decke. Es ist
Sommer und warm.
Wir sollen uns für ein Problem, das wir bearbeiten wollen,
entscheiden.
Gar nicht so einfach. Wie viele Probleme gehen mir
gleichzeitig durch den Kopf? Dann habe ich mich
entschieden. Meine Figur.
Welches Gefühl erzeugt dieses Problem bei mir? Ich bin
verzweifelt, wenn ich wieder mal nicht in die Kleidung
passe.
Es macht mich wütend, dass ich nicht diszipliniert genug
bin und statt meinen Gefühlen, den Lauf zu lassen, den
Frust einfach in mich rein fresse.
Jetzt soll ich aber in diesem Moment dieses Gefühl
erzeugen und dreimal in einen Stein blasen. Gar nicht so
einfach. Aber ich habe es geschafft:
den Stein dann noch irgendwo am oder auf den Körper
legen, gerade da, wo man glaubt, dass er hingehört – und
dann kann die Reise in mein Unterbewusstsein losgehen.

***Wir gehen über eine wunderschöne Wiese mit Blumen.
Welche Farben haben die Blumen? Duften sie? Riechst
du die frische Erde?***

Die Erde rieche ich nicht, aber ich versuche zu
entspannen.

*In der Ferne siehst du einen Baum, du gehst langsam
näher.*
*Was für ein Baum ist es, wie sieht die Rinde aus, wie
die Blätter?*

Ich sehe eine alte Eiche, die Rinde ist knorrig, und sie
scheint, sehr alt zu sein.

**Am Fuße des Baumes siehst du eine Treppe, sie führt
nach unten, durch die Wurzeln hindurch mit festem,
sicherem Schritt nach unten.**

Ich sehe keine Treppe, nur ein Loch im Baum, das mir wie
ein Eingang vorkommt. Die Stufen in dem Loch kann ich
mir ja auch noch vorstellen, aber wie ich bei meinem
Umfang durch das Loch kommen soll, nicht. Trotzdem
klappte es.

**Unten angekommen, siehst du den Fluss.
Steige hinein, schwimme hindurch und steige am
anderen Ufer hinaus.
Siehst du über dir das helle Licht?**

Also ich bin zwar verspätet, aber doch noch unten
angekommen. Der Fluss ist auch da, das Wasser scheint
mir kalt, aber es hilft nichts, da muss ich durch.

Steige hinauf, bis du in eine Höhle kommst.

Der Höhleneingang ist gefunden.

*In der Höhle triffst du Huaska, den Hüter deines
Unterbewusstseins. Bitte ihn: Erlaube mir, die Reise in
die Unterwelt anzutreten.*

Das Wesen, das ich da sehe, sieht sehr zart aus, der
Name scheint nicht zu passen, es ist weiblich. Ich frage, ob
es der Wächter meines Unterbewusstseins ist, und ich
stelle die Bitte:

**Huaska geleitet dich zum 1. Raum, dem Raum der
Wunden/Traumata.
Öffne die Tür und schau: Was findest du hier vor?
Gehe in den Raum hinein, lass dir Zeit, sieh dich um,
sprich mit den Personen in diesem Raum, frage,
welcher Art die Verletzung ist. Siehst du ein kleines
Kind? Frage, ob es ein verlorener Seelenanteil ist,
warum es hier ist, möchte es jetzt mit zurückkommen?**

*Also erstmal umsehen. Die Wände sehen wie aus
Feldsteinen gemauert aus. Ich sehe einen Kamin und
daneben ein Kind, das wie verloren – ein Buch in der Hand
– dasitzt. Drei Personen sind noch im Raum, aber keiner
kümmert sich um das Mädchen, das sich an sein Buch
klammert. Ich spüre grenzenlose Einsamkeit. Ich frage, ob
es mitkommen will, und es steht schnell auf und verlässt
mit mir den Raum.*

**Zusammen geht ihr in den nächsten Raum, den Raum
der Verträge.
In diesem Raum findest du ein aufgeschlagenes Buch.
Gehe näher heran und lies, was dort steht. Welchem
Glaubenssatz bist du bisher gefolgt?
Was steht in diesem Buch geschrieben?**

*Es dauert etwas, bis ich – nachdem ich zum Tisch
gegangen bin – in dem Buch etwas erkennen und lesen
kann.
Keiner will mich, ich bin hässlich.*

**Geht jetzt weiter in den Raum der Talente.
Was siehst du hier? Welche Farben, welche Art von
Kleidung kannst du erkennen, welche Handlungen?
Frage Huaska nach deinem Talent, deiner Passion zu
deinem Thema.**

Die Tür geht auf, und es scheint, als ob ich in ein anderes
Leben eintrete. *Ein Ballsaal, schöne Menschen tanzen
voller Fröhlichkeit. Und ich war dabei in einem
wunderbaren schlichten blauen Ballkleid, das mit zwei*

Schwänen verziert war, die bei jeder Drehung im Tanz aussahen, als ob sie lebten.

**Weiter geht es in den Raum der Geschenke.
Auf dem Tisch liegt ein Geschenk für dich, es ist das Symbol für dein Talent, du darfst es mitnehmen.**

Ich sah Tanzschuhe. Ich und tanzen, 115 Kilo lassen mich eher wie ein dickes Huhn erscheinen. Wie soll das gehen?

**Nun treten wir den Rückweg an.
Wir treten noch einmal in den Raum der Verträge ein und bitten Huaska:
Bitte erlaube die Änderung dieses Vertrages, verhandle mit ihm.
Der alte Vertrag oder Glaubenssatz ist hiermit gelöscht.
Merke dir den neuen Glaubenssatz gut.**

*Na gut, mal sehen wie mein neuer Glaubensgrundsatz aussieht:
Ich bin schön und geliebt. Nur glauben kann ich es nicht.*

Gehe nun zurück zum Höhleneingang, danke Huaska für seine Unterstützung und bitte zum Abschied um ein Krafttier.

Ich bedankte mich und erhielt als Krafttier einen Delphin. Wie soll der mir helfen?

**Mit dem Seelenanteil, dem Geschenk und dem Krafttier trittst du nun die Rückreise an.
Steige hinab zum Fluss, durchschwimme ihn, am anderen Ufer findest du wieder die Wurzeln des Baumes, steige durch diese Wurzeln hinauf an die Erdoberfläche, atme die frische Luft ein, lass dich von der Sonne wärmen. Vielleicht magst du deinen Baum zum Abschied umarmen?
Spüre die Ruhe und die Kraft, die von ihm ausgeht.**

An der einen Hand das kleine Mädchen und die Ballerina-Schuhe – das geht ja noch. Aber den Delphin, wie kriege ich den mit, und dann noch Schwimmen und Klettern? Irgendwie habe ich es wiedermal geschafft, bin wieder auf dem Erdboden angekommen und habe mich beim Baum bedankt.

Wir wandern wieder über die wunderschöne Blumenwiese, spüren unter unseren Fuß-Sohlen die warme duftende Erde, die Verbundenheit mit Mutter Erde.
Komme mit deinem Bewusstsein wieder hier im Raum an.

Das ging einfach.
Mit einmal hörte ich in der Nähe laute Schnarch-Geräusche, irgendwer war einfach eingeschlafen, die leichte Hintergrundmusik lud einfach dazu ein.

Nimm deinen Seelenanteil in beide Hände und lege ihn in dein Herz-Chakra. *Wie soll das Mädchen in mein Herz passen?*

Nun nimm das Geschenk, das du mitgebracht hast und lege es mit beiden Händen in dein Herz-Chakra.
Die Ballerina-Schuhe hinterher.

Jetzt nimm noch dein Krafttier in die Hände und lege es ebenfalls in dein Herz.
Der Delphin war definitiv zu groß. Aber man wundert sich immer wieder, was so alles geht.

Bleibe entspannt liegen.
Musik aus, bewegt eure Hände und Füße, kommt langsam in eurem Tempo wieder zu euch, öffnet die Augen und setzt euch auf.

Nachdem alle so langsam wieder wach wurden, setzten sich alle auf und hatten den Drang zu erzählen. Jeder hatte etwas anderes erlebt. Es war interessant, aber am beeindrucktesten waren die Gesichter der Teilnehmer.

Viele haben Emotionen und Bewegungen im Körper erlebt, die sie sich mit rationalem Verstand einfach nicht vorstellen konnten. Es waren Unglaube, Befreiung, Neugier – jede Emotion vorhanden. Für jeden, auch für mich Ungläubige, war es ein Erlebnis, das ich nicht missen möchte.

Die erste Feuerzeremonie

Am Abend hatten wir eine Feuerzeremonie. Alle standen im Kreis um ein Feuer und rasselten. Martin und eine Assistentin gingen um das Feuer herum. Immer, wenn sie an einem vorbeikamen, war es, als ob die Wärme unterbrochen wurde. Das Feuer war in der Nähe eines Baumes entzündet worden, und einzelne Äste brannten an, wurden versengt. Ich hatte seit meiner Kindheit eine enge Verbindung zu Bäumen und hörte ihn schreien. Wie konnte ich helfen? Zu rasseln hatte ich schon längst aufgehört. In meiner Verzweiflung warf ich im Gedanken den Runenkranz in die Höhe. Irgendeine Rune wird schon helfen. Es klappte nicht, ich hatte einfach zu wenig geübt. Man sagte am nächsten Tag, als ich drauf hinwies, dass es nicht Sinn einer naturbezogenen Zeremonie sein kann, dass ein Wesen leidet, dass man die Genehmigung dazu habe. Es fühlte sich einfach falsch an. Ich werde wieder üben. Wenn ich wieder hier bin, passiert das nicht nochmal.

Feuerzeremonie muss man erleben

Dass ich dem Baum nicht helfen konnte, belastete mich sehr. Ich erkannte, dass ich zu wenig wusste und zu wenig praktisch geübt hatte. Wissen, dass man nicht anwenden kann, wozu ist es wert? Es hatte sich beim Seminar eine für mich völlig neue Welt eröffnet. Es gab also Dinge, die ich nicht sehen konnte, und trotzdem waren sie da, waren so real wie mein Körper. Ich musste nachdenken, erst einmal alles verarbeiten. Nachdem ich zurückkam, folgten zwei Monate Burnout. Bis dahin kannte ich so etwas nur von Hörensagen. Wie fühlt sich so etwas an? Man merkt es selbst nicht, nur die anderen. Ich saß am Schreibtisch, einen Bescheid vor mir, und ich wollte/sollte dazu ein Antwortschreiben verfassen. Ich saß. Mit einmal kam Frau W., eine Mitarbeiterin, rein, schaute mich an und fragte nach dem Schreiben. Ich sah vom Blatt auf, sie an und meinte, sie sähe doch, dass ich dabei bin. Sie sah mich entgeistert an und ging. Ich sah auf die Uhr, es waren zwei Stunden vergangen. Ich saß also schon zwei Stunden vor dem Blatt, ohne die Zeit wahrzunehmen. Ich begriff, etwas stimmt hier nicht. Also sich zusammenreißen. Bloß, gut-gesagt! Wie geht es, wenn man beginnt, die Zeit nicht mehr als das wahrzunehmen, was sie ist. Man steht einfach still. Es zu begreifen, sagt man, ist der erste Weg der Änderung. Immer, wenn ich zu lange an etwas saß, sollte mich die Mitarbeiterin fortan wachrütteln und an die vergangene Zeit erinnern. Das klappte, dauerte aber fast zwei Monate, in denen ich kaum ansprechbar war oder andere mich einfach als abwesend empfanden. Dann hatte ich es geschafft. Es war wie eine Befreiung. Ich erkannte, ich muss weitermachen mit dem Öffnen neuer Sichtweisen, ich wollte mehr wissen, mehr fühlen, begreifen und meldete mich zum nächsten Seminar, dem Energiesehen, an.

Doch diesmal bereitete ich mich vor. Als erstes dachte ich an den Baum. Es müsste doch möglich sein, das Feuer niedrig zu halten, so dass das Feuer dem Baum nichts anhaben konnte. Und tatsächlich, ich fand eine Rune im Internet und ein Foto einer Stellung dieser Rune. Ich nahm das Foto einfach mit.

Neues ist nicht immer gut, und wir haben viele Ängste im Laufe unseres Lebens in uns gespeichert. So empfand ich nicht nur Neugier, sondern auch Angst. Angst, nicht kontrollieren zu können, was da mit mir passierte. Was lag da näher, als an Schutz zu denken. Nur wie schützt man sich, wenn man das Gefühl hat, Energie kommt einfach auf einen zu, und man weiß nicht, was sie mit einem macht.

Wie verhindert man dieses?

Da ich mich viele Jahre mit Runenschwingungen beschäftigt hatte, lag nichts näher, als einen Runenmeister zu konsultieren. In Hannover – also nur ein kleiner Umweg zu dem Seminar in den Niederlanden – gab es jemanden. Das war nicht billig, aber ich buchte vier Privatstunden. Es wurde leider zu einer Enttäuschung. Die Hälfte der Zeit lernte er von mir. Aber er verkaufte mir ein Schutz-Amulett aus Bernstein, mit der Chaos-Rune eingraviert, das von ihm aktiviert worden war. Ich sollte es in die Hand nehmen, an den Schutz denken, und es würde Wirkung zeigen. Klang gut, doch es kam anders. Am ersten Tag in Venlo/Holland spürte ich während des Vortrages von Martin Energie auf mich einströmen. Ich hatte die Rune bereits in der linken Hand, die rechte Hand hob ich, mit der Handfläche nach vorne zeigend, leicht an. In der Sekunde konnte Martin nicht weitersprechen. Es dauerte eine Weile, bis er wieder zu sich kam. Ich hatte, ohne es zu wollen, ohne es zu wissen, einen energetischen Angriff gefahren. Mein Gefühl der Angst und mein Wille des Schutzes hatten die Energie aktiviert. Hätte ich die Finger auf eine Person gerichtet gehabt, hätte ich diese Person verletzen können. Angst ist der schlechteste Ratgeber. Wir machen Fehler, weil wir Situationen aus diesem Sichtwinkel betrachten und schaden anderen, ohne es zu wollen. Danach habe ich die Chaos-Rune nie wieder angewendet.

Dann kam der Abend und die von mir erwartete Feuerzeremonie. Es war Sommer, warm, schwül – und es hatte lange nicht geregnet. Nachmittags ging ich in den Park und übte die Rune zur Bändigung des Feuers für den Baum erst auf einer Wiese. Ich stellte und intonierte die Rune. Dann ging ich zu dem Baum und tat dasselbe.

Es wurde Abend. Zu meiner Verwunderung hatte man das Feuer nicht unter dem Baum, sondern auf der offenen Wiese vorbereitet.

Dann ging es los. Wir standen im Kreis, jeder hatte eine Rassel, und wir rasselten. Martin ging in die Mitte und wollte das Feuer entzünden, es klappte nicht. Weder beim ersten noch beim zehnten Versuch. Martin schimpfte, er sprach von schlechter Gruppenenergie. Wie sonst war es zu erklären: Trockenes Holz, Trockenheit auf der ganzen Wiese – und es brannte nicht. Aus der Gruppe baute sich ein Kreis von Helfern auf, der mit allen Mitteln versuchte, das Feuer zu entfachen. Es klappte nicht. Mit einmal fiel mir ein, was ich getan hatte. Hatte ich nicht auf der Wiese die Energie geübt, mit der das Feuer zurückgehalten werden konnte? Bloß, wie war das wieder aufzuheben? Da fiel mir das Bild der Runenstellung in meiner Tasche wieder ein. Ich zog es heraus, ging zum Holzstapel und schlug vor, es mit etwas Papier zu versuchen. Und es klappte, das Papier brannte, entzündete das Holz, und das Feuer war nicht mehr zu bändigen. Und das im wahrsten Sinne des Wortes. Es war dunkel, ich sah um unsere Gruppe viele Wesen sich sammeln, deren Ausstrahlung ich nicht gerade als positiv empfand. Also legte ich einen Schutzschild um die Gruppe. Nachdem das stand, zog mich ein Bild im Feuer an. Es war, als ob ein blau schimmerndes Wesen voller Freude um das Feuer tanzte. Nicht das auch noch! Es sagte, ich habe es gerufen. Ich war schon ziemlich fertig, die Schaffung des Schutzes für die Gruppe hatte meine ganze Aufmerksamkeit verlangt, und nun ging es weiter. Wir hatten alle am Nachmittag Holzstöcke gesammelt und sollten jeder zwei dieser Stöckchen stellvertretend für das, was wir loswerden wollten, ins Feuer geben. Dazu trat jeder nacheinander an das Feuer und tat dies. Jetzt war ich auch noch damit dran. Ich konnte mich nicht mehr konzentrieren, gab meine zwei Stöckchen nur mit der Bitte *„Helft mir"* ins Feuer.

Während ich das tat, stellte sich Martin an meinen Platz im Kreis. Neben mir hatte Ursel angefangen zu heulen, ich hatte es weiter nicht wahrgenommen. Er hatte gemerkt, dass da mal wieder was passierte. Dass irgendetwas bei mir nicht stimmte.

Während der ganzen Zeremonie bemühte ich mich, nur das blaue Wesen um das Feuer in Griff zu bekommen. Es war nicht mehr alleine, es kamen immer mehr. Das Feuer brannte und brannte. Als die Zeremonie zu Ende war, wollten alle noch etwas mit Rotwein feiern, zu dem Martin eingeladen hatte. Ich war beim Feiern immer die Erste, als ob ich viel nachzuholen hatte. Diesmal ließ ich mich zur Feuerwache einteilen. Martin guckte erstaunt. Es dauerte noch vier Stunden, ich hatte mir zwar zwischendurch kurz mal ein Glas Rotwein geholt, blieb sonst aber am Feuer und verabschiedete die Wesen. Sie hatten Spaß, und ich wusste, das mache ich nie wieder.

Am nächsten Tag war ich wie gerädert. Martin und seine Assistenten schauten mich grinsend an. Was war jetzt schon wieder los? Ich war morgens zur Wiese gegangen und spürte einfach keine Energie. Was war geschehen? Martin hatte das, was ich angestellt hatte – oder mich – neutralisiert. Na dann soll es halt so sein. Mir war es einfach egal.

Als meine Weltanschauung zerbrach.

Ich arbeitete im Wechsel Patient-Heiler mit einer jungen Frau. Nennen wir sie Birgit. Sie sah Verstorbene. Sie hatte die Gabe, dass – wenn Menschen verstarben – diese sich bei ihr sehen ließen und noch letzte Hinweise an die Hinterbliebenen gaben. In vielen Fällen wussten die Hinterbliebenen noch nichts von dem Tod der Person, wenn sie bei ihnen anrief, um den letzten Willen mitzuteilen. Viele kannte sie auch nicht. Sie sah es manchmal als Bürde an, mit der sie, ihre Mutter und auch ihre Großmutter leben mussten.
Im Dorf sah man sie als Hexe. Als wir miteinander

arbeiteten, bekam ich mit einmal Angst.

Also versuchte ich mich, mit Runentechniken automatisch zu schützen und bezog Birgit in mein Feld mit ein. Als wir anschließend erzählen sollten, was wir gesehen haben, beschrieb sie den weißen Wolf, den sie neben mir gesehen hatte. Der weiße Wolf, den ich für eine Ausgeburt meiner Fantasie hielt und von dem ich in meinem Leben noch nie jemandem etwas erzählt hatte. Konnte das alles wahr sein? Er war immer bei mir, wenn ich Angst empfand – und das war gerade der Fall gewesen.

Als wir begannen, gegenseitig unsere Energiefelder zu reinigen, machte ich einiges einfach etwas anders, als man es uns gezeigt hatte. Mir fiel es nicht mal auf. Erst als ich von Martins Assistentin aufgefordert wurde, doch meine Heiltechniken hier nicht anzuwenden, kam mir das zu Bewusstsein. Woher konnte ich das? Ich hatte nie etwas dazu gelesen, es geschah auch nicht bewusst, es war einfach da.

Ich bemühte mich dann intensiv, nicht an Runen zu denken und konzentrierte mich auf das, was man uns zeigte.

Als Birgit beim nächsten Seminar verspätet anreiste, weil sich mit dem Flug etwas verzögert hatte, sah sie nicht gut aus. Sie saß mir im großen Kreis gegenüber und sah mich, um Hilfe bittend, an.

Was tun? Mit dem, was wir hier anwendeten, konnte ich ihr nicht helfen. Ich hatte aber zugesagt, nicht mit meinen Energien zu arbeiten.

Als die Eröffnung beendet war und wir zwei Arbeitsgruppen bildeten, stürmten wir aufeinander zu. Was war los? Magenkrämpfe.

Schnell legte ich einen energetischen Schutzmantel um uns, damit Martin mich nicht sah. Ich nahm die Kenaz-Rune in die linke Hand und richtete meine rechte Hand auf Birgit. Nachdem ich die Rune intoniert hatte, durchdrangen die Schwingungen ihren Körper. Die Krämpfe waren im Nu weg. Gerade rechtzeitig. In diesem Moment kam Martin schon schnell durch den ganzen Raum gegangen und fragte: *„Na, was macht ihr beide da wieder?"* *Nichts – einfach nichts!*

Man muss sterben, um das Leben zu sehen, wie es ist.

Wie wahr dieser Ausspruch ist, erlebte ich am eigenen Leibe. (Es war damit nicht der körperliche Tod gemeint.)

In einem Seminar sagte man uns, dass wir innerhalb von zwei Stunden unsere Grabrede schreiben sollten. Was würdet ihr wollen, dass es – basierend auf dem heutigen Tag – auf eurer Beerdigung gesagt wird?

Das war schwer. Wer bin ich, wie sehe ich mich? Als liebevolle Mutter, aufopfernd für meine Familie. Ich habe noch nie darüber nachgedacht. Wer bin ich, besser: Als was sehe ich mich? Als Opfer von Umständen, gejagt von Aufgaben. Wer stellt Anforderungen an mich, oder bin ich es selbst, die mich treibt? Bin ich Opfer, Täter oder beides? Wie sehe ich mich, lebe ich meine Träume, oder suche ich nur Ausreden, warum ich das nicht tue? Na gut, ich schreibe es nur für mich. Das dachte ich auch nur.

Am Abend erwartete uns ein im Kerzenschein geheimnisvoll wirkender Raum. Es waren sechs Matten ausgebreitet, neben denen sich je ein sorgfältig zusammengelegtes Stoff-Paket befand.

Jeweils einer von uns legte sich auf eine Matte. Sechs Personen – je drei rechts und drei links von dem Liegenden – sollten als „Klageweiber" fungieren. Einer setzte sich an das Kopfende des Liegenden.

Dann wurden wir aufgefordert, den Liegenden – so wie bei einer Beerdigung – mit einem Laken zu bedecken. Das weiße Paket entpuppte sich als Laken. Ich lag unter dem Tuch, und mir war irgendwie komisch. Jetzt las der am Kopfende auch noch meine Leichenrede vor. Die ersten Tränen rollten. Hatte ich wirklich solch eine Last getragen, wo war der Spaß, warum schrieb ich nicht davon? Habe ich das Leben wirklich nur als Last empfunden?

Die besagten sechs Personen zu meiner Linken und zu meiner Rechten sollten nun alle etwas zu der Verstorbenen sagen. Nein, nicht zu ihr – sondern über sie. Das war irgendwie interessant. Man war ehrlich, und ich konnte weitere Tränen nicht verhindern. Jeder um mich rum sagte etwas zu meiner Person. Das kam mir alles eigenartig vor, denn ich konnte durch das Laken ja niemanden erkennen. Mit einmal hatte ich das Gefühl, angehoben zu werden. Ich sah ein helles Licht, das so schön war, dass ich nur hinwollte, aber ich wurde wieder zurückgeholt. Was war geschehen? Die Personen um mich hatten mit ihren Händen mein Energiefeld gleichzeitig zirka fünf Zentimeter angehoben, und es dann wieder zurückgesenkt. Ich wollte im Licht bleiben. Aber es war noch nicht an der Zeit.

Seit meiner Kindheit hatte mich der Gedanke an den Tod gequält. Ich glaubte, wie meine Großmutter an Krebs zu sterben, hieß es doch, die Veranlagung sei im zweiten Glied vererblich. Jetzt nicht mehr, die Angst war fort, ich habe das Licht gesehen.

Aber ich begriff, mein Weltbild stürzte ein. Es geht nach dem Tod weiter.

Reise in eine andere Dimension

Mentale Reisen sind nicht nur in unser Unterbewusstsein möglich, uns stehen alle Welten offen. Reisen zu den aufgestiegenen Meistern, zu unseren aufgestiegenen Ahnen, anderen Dimensionen des Universums, der Quelle allen Seins usw. Alles ist möglich.

Inzwischen hatte ich eine eigene Gruppe aufgebaut. Wie immer traf sich diese einmal im Monat, und alle liebten die Heilreisen zum Schluss des Abends. Dabei ließ ich mich führen und beschrieb, was ich sah.

Zu Beginn der Reise kannte ich das Ziel nicht. Es war überraschenderweise die Sonne.

Wir stellten uns vor, dass wir auf einer Wolke – wie auf einem weichen Bett – liegen und uns diese Wolke einhüllte, bis sie uns ganz umschloss und nur noch unser Kopf rausschaute. Alle sahen aus wie kleine Wolkenschafe, dann erhoben sich unsere Wolken, und der Wind trug sie über die Atmosphäre hinaus in Richtung Sonne

Wo fliegen wir nur hin? In die Sonne?

Kurz vor der Sonne erschien mit einmal ein Dreieck wie ein Tor. Also rein, wir befanden uns in einem runden, in allen Farben des Regenbogens leuchtenden Schlauch, der uns anzog. Und wie in einer Achterbahn flogen wir durch die Windungen. Kurz bevor mir schlecht wurde, war es zu Ende.

Ein Planet mit zwei Sonnen war vor uns. Ein Anblick von erhabener Schönheit. Ein Schauspiel der Natur: die zwei leuchtenden Sonnen und angestrahlt dieser riesige Planet. Er erschien im Licht der Sonne rötlich und hatte ein eigenartiges Leuchten.

Wir sahen eine Plattform, von deraus eine Verbindung wie ein Fahrstuhl zum Planeten führte. Wir landeten auf der Plattform. Mit einmal waren unsere Wolken weg, und intuitiv wussten wir alle, dass wir uns zum Kreis in der Mitte der Plattform begeben mussten. Dieses Innere hob sich durch eine etwas dunklere Farbe von der übrigen Plattform ab.

Als wir auf der Plattform standen, bewegte sie sich nach unten in Richtung des Planeten.

Wir kamen zum Stillstand und fanden uns in einem großen Raum ähnlich der Wartehalle eines Bahnhofs wieder. Die Stühle und Tische waren zu Gruppen zusammengestellt.

Was sollen wir hier?

Mit einmal tat sich eine Tür auf, und wie zu einer Prozession schritten menschenähnliche Wesen herein – rechts und links im Spalier laufend. Sie teilten sich so auf, dass eine Gasse frei wurde. Diese war für eine scheinbar hochrangige Person bestimmt, die diesen Raum betrat. Sie kam mit Gefolge auf uns zu und begrüßte uns freundlich: Endlich habt ihr den Weg gefunden, den Weg zurück zu uns. Meine Begleiter verstanden das genauso wenig wie ich. Da traten menschenähnliche Wesen aus dem Gefolge der hohen Persönlichkeit hervor, und jedes nahm eine aus meiner Gruppe, ging mit ihr zu einem der Tische, und sie unterhielten sich. Ich beobachtete das Ganze, machte mir aber doch Sorgen. Wo waren wir? Was war geschehen?

Ich drängte zum Aufbruch. Wir fanden uns auf der Plattform wieder. Das Rohr zog uns an, und gleich wurden wir nach erneuter Achterbahnfahrt, die uns aber viel kürzer vorkam, vor der Sonne ausgespuckt. Wir waren wieder bis zum Kopf in Wolken gehüllt, es ging zurück zur Erde. Dort kamen wir in unserem Körper wieder an.

Dann war eine große Stille im Raum. Alle hingen ihren Gedanken nach und mussten die Eindrücke erst einmal verarbeiten. Aber jeder hatte das Gefühl: Es war richtig, es ist gut.

Frau W. sagte, sie hätte gar nicht mehr zurückgewollt, sie hatte das Gefühl, dort zuhause zu sein. Es war fremd, aber irgendwie glaubten die meisten, dass sie dort hingehörten, dass dies ihr Ausgangsplanet, ihre eigentliche Heimat war. Jeder hatte andere Informationen speziell für sich erhalten, einigen wurden Möglichkeiten für ihre Arbeit gezeigt.

Als ich einige Wochen später beim Celestine Camp in Kisslegg (Baden-Württemberg) war, nahm ich am morgendlichen Sonnen-Ritual eines Schamanen aus Peru teil.

Er begrüßte die Sonne und bildete mit seinen Händen ein Dreieck nach, durch das er die Sonne bei der Anrufung betrachtete. War dies das Sternentor, durch das wir flogen?

Stellt die Sonne in unserem Sonnensystem das Tor zu anderen Welten dar?

Wie heißt es in etwa im Sonnenlied des Asen Priesters im Stück „Das Erwachen im Walde" von Friedrich Bernhard Marby:

„SONNE GOLTHI-ADE, HEBE MICH EMPOR!"

Welches alte Wissen verbirgt sich dahinter? Werden wir es je verstehen?

Reise ins Innere der Erde

Heute ist wieder der letzte Donnerstag im Monat, wir haben wieder unsere monatliche Veranstaltung. Alles begann wie immer.

Im Dämmerlicht hoben sich die schweren Eichentische von der modernen gelb-orangen Farbgestaltung des Raumes ab. Der Raum strahlte Wärme, Geborgenheit, Sicherheit aus. Die Teelichter und die Dekoration mit bunten Glaselementen auf den Tischen trugen ihres mit dazu bei. Der Raum lud einfach ein zu verweilen.

Auf dem Boden waren Decken und Kissen ausgebreitet, und die Anwesenden legten sich hin. Jeder entschied sich für ein Thema, das er behandeln wollte. Das konnten die Probleme mit dem Chef, mit Kindern oder körperlicher Art, wie Rückenschmerzen, Lungenprobleme, Krebs usw., sein.

Man sprach nicht darüber, man nahm einen Stein zwischen beide Hände und versetzte sich einfach in das Gefühl des Problems. Was macht das mit mir, wenn mein

Chef mich immer kritisiert? Welche Gefühle kommen bei mir hoch? Da kann Wut, Hilflosigkeit sein, das Gefühl, ihm ausgeliefert zu sein. Dieses Gefühl bläst man nun dreimal in Richtung des zwischen den Händen befindlichen Steines. Der Stein soll die Energie des Gefühls aufnehmen, damit wir uns im Folgenden auf die Reise konzentrieren können und nicht immer an das Problem denken müssen.

Anschließend legte jeder den Stein dort auf oder neben dem Körper ab, wo er glaubte, dass er hingehört. Und dann ging es los.

Kerzenlicht, leise Musik, Vogelgezwitscher, Wasserfallgeräusche im Hintergrund, die abgedunkelte Atmosphäre, der Duft des Holzes des heiligen Baumes der Peruanischen Indianer Polo Santo gaben dem Raum etwas Unwirkliches. Alles erzeugte Ruhe, Gelöstheit einfach Frieden.

Ich begann die Heilreise wie immer

„Wir liegen auf einer Wiese, die Sonne scheint und wärmt unsere Haut. Wir sind glücklich und zufrieden, langsam erheben wir uns, sehen uns um. Wir bewundern die Schönheit der Blumen: blaue, rote, weiße Pusteblumen, und sind glücklich und zufrieden.

Am Rand der Wiese beginnt ein Wald voller großer alter Eichen. Wir gehen zu dem Waldrand hin und sehen einen Weg, der neben einer großen verknöcherten Eiche, die Jahrhunderte alt zu sein scheint, beginnt.“

Als ich wie immer sagen wollte: „**Wir betreten den Wald**", hielt mich etwas zurück, und die Führung verselbständigte sich. Es war nicht ich, die da sprach.

„Wir gehen zum Baum, legen unsere Hände auf seinen knochigen Stamm, wir fühlen, wie Wurzeln aus

unseren Beinen wachsen, immer mehr in die Erde hinein zu einer Quelle."

„An der Quelle sitzen die drei Nornen, sie spinnen einen Faden von der Vergangenheit zur Gegenwart und Zukunft und verweben ihn."

Es war, als ob sie das Schicksal in den Händen hielten, mein Schicksal. Ich spürte, wie die Energie des Baumes sich mit mir verband, durch meine Arme, durch meinen ganzen Körper floss. Mit einmal ließ mich der Baum los, und ich wusste: Nun begann mein Weg in den Wald.

„Wir betreten den Wald, und ein Pfad geleitet uns zu einer Grotte, die in den Berg führt."

Kein Wasserfall wie sonst?

„Der Weg führt in den Berg."

Der Weg verlief direkt in den Berg, und ich sah eine Höhle, in der Mitte ein Kristall glasklar, er strahlte hell und erleuchtete den Raum mit Licht, seinem Licht.

„Wir sehen in der Mitte der Höhle einen Kristall."

Mir kam es vor, als ob er lebte, als ob er mit mir sprechen wollte.

„Wir gehen an dem Kristall vorbei."

Ich ging an dem Kristall vorbei, wo lang jetzt? Ich suchte eine Treppe nach oben, es war keine da. Am anderen Ende der Grotte sah ich einen Durchgang zu einem weiteren Raum.

„Am anderen Ende der Grotte sehen wir einen Durchgang zu einem weiteren Raum."

Wo waren die Türen für den Raum der Schmerzen, den Raum der Glaubensgrundsätze? Den Raum der Visionen? Ich musste meine Gruppe sprachlich führen, nur – wohin? Da wurde das Bild klarer. In der Mitte der Grotte sah ich

Stühle im Kreis stehen, auf denen saßen Wesen
unterschiedlicher Art: Engel, Menschen mit weiten
Gewändern, reptilienförmige Wesen, die den Abbildungen
von Drachen ähnelten – so fremd und doch vertraut.

**„Wir betreten den Raum und sehen uns um, in der
Mitte sehen wir Stühle im Kreis stehen.“**

Sie waren nicht allein im Raum. Wie konnte ich sagen, was
ich sah, bloß keine Unsicherheit erzeugen.

***„Auf den Stühlen sitzen Engel und aufgestiegene
Meister.“***

Ein Kompromiss.

Sie fragten mich, wie können wir helfen?

***„Eine Person kommt auf uns zu und fragt, wie können
wir helfen?“***

Ich führte die Gruppe, dass die Frage auch an mich
gerichtet war, realisierte ich in diesem Moment nicht.

**„Wir *stellen unser Problem dar und bitten um Hilfe bei
der Lösung.“***

Ich ließ der Gruppe Zeit, dass jeder sein Problem darlegen
konnte und wartete ab. Ich drehte mich um und sah durch
die offene Tür den Kristall. Er zog mich magisch an. Ich
muss mich konzentrieren, wie führe ich die Gruppe wieder
zurück?

***„Wir bedanken uns für die Hilfe und treten den
Rückweg an. Verlassen den Raum. gehen an dem
Kristall vorbei.“***

Er weiß, was ich denke.

***„Wir verlassen die Höhle und gehen durch den Wald
und sind wieder bei der Eiche, die uns den Weg
gewiesen hatte. Wir bedanken uns bei ihr und***

verlassen den Wald, kommen auf der Wiese wieder an und sind zurück im Hier und Jetzt".

Langsam kam jeder zu sich, mein Kopf rotierte. Muss nicht noch etwas ins Energiefeld integriert werden? Ich wusste es nicht und beendete die Reise.

Alle Anwesenden hatten schon mehrere Heilreisen in ihr Unterbewusstsein mit mir gemeinsam gemacht. Sie alle empfanden es, als ob etwas Besonderes passiert war und waren noch etwas benommen.

Da berichtete Elli, eine Frau Anfang 50, die immer Probleme hatte, der Heilreise in ihrer Vorstellung zu folgen: „Ich habe einen kleinen Engel gesehen, und der will mir helfen." Sie strahlte vor Glück. Eine andere erzählte: Ein älterer Mann habe ihre geheimste Frage beantwortet, und sie weinte. Aber es waren Tränen der Erleichterung.

Sie alle aber waren still geworden, still, ruhig. Es war, als ob ihnen etwas riet, erst einmal in der Stille das Geschehene zu verarbeiten.

Wo waren wir gewesen? Was haben wir gesehen? Definitiv hatte ich die Gruppe nicht in ihr Unterbewusstsein geführt. Wir fanden den Weg zu Wesen, die gemeinsam an der Lösung unserer gegenwärtigen Probleme arbeiten. Gemeinsam als Freunde. Ich empfand Liebe, Geborgenheit in dem Saal und das Gefühl dazuzugehören. Eins zu sein in den Bemühungen, die Aufgaben, die vor uns stehen, zu meistern. Ich empfand den Kristall als lebendiges Wesen, das mit mir kommunizieren wollte.

Ich sah mich etwa sechs Jahre zurückversetzt. Visionen, Bilder, die ich nachts hatte, hatten mich über Jahre belastet. Weil ich sie nicht verstehen konnte.

Ich sah mich zu einer Zeit, wo die Kristalle als Lebensformen weit auf der Erde verbreitet waren. Ich sah einen Mann, mit dem ich mich identifizierte, der eine

Forschungsgruppe leitete und einen Mitarbeiter, der
unbedingt ein Experiment durchführen wollte.

Ich schreibe das jetzt fließend hin, die Bilder kamen in
Fetzen über Monate, und erst nach und nach setzte sich
das Bild zusammen.

Ich hatte kein gutes Gefühl und meldete Bedenken an, ich
habe es aber nicht verhindert.

Wir sind nicht nur verantwortlich für Dinge, die wir tun,
sondern auch für Dinge, die wir unterlassen.

Ich weiß nicht, was geschah. Ich hörte nur die Kristalle
schreien. Nicht mit den Ohren, es war im Gehirn, und sie
starben. Das Gefühl, dafür verantwortlich zu sein, belastete
mich Jahre, obwohl ich in diesem Leben nichts damit zu
tun hatte.

Kann man Schuld loswerden? Welche Schuld müssen wir
aus früheren Inkarnationen noch abbauen? Wenn ich mir
selbst nicht vergebe, wer tut es dann? Eines Abends saß
ich im Wohnzimmer, einen Kerzenständer mit vier
Teelichtern auf dem Tisch, daneben ein Bergkristall.

Ich schaltete den Fernseher ein, und der Film „Stargate
Atlantis" lief. In dem Moment sang eine Frau eine irische
Weise zur Begleitung der Seele eines Verstorbenen.

In diesem Moment hatte ich eine zirka 50 Zentimeter hohe
Flamme vor mir. Ich war entsetzt, es waren nur Teelichter.
Wie dieses Feuer löschen? Vorsichtig fasste ich mit einem
Handtuch den Kerzenständer und lief in die Küche. Rein
ins Waschbecken, Wasserhahn auf. Die Teelichter
sprangen bis an die Decke und hinterließen unschöne
Flecken. Was war das? Das glaubt mir keiner.

Mir war klar, dass das nur mit dem Kristall etwas zu tun
haben musste. Das Lied hatte auch bei mir im Inneren
etwas zum Klingen gebracht, und ich war aufgesprungen.

Wollte mich der Kristall umbringen? War das noch die alte Schuld? Erst einmal musste er raus. Wohin mit ihm? Bloß raus aus dem Haus. Am Rande des Parkplatzes hinter unserem Haus waren Büsche in Pflanzkübeln.

Es ist dunkel, kalt, zirka 4 Grad Celsius. Ich bin leicht bekleidet, wohin mit dem Kristall? In den Pflanzkübel. „Schrei..., jetzt habe ich mich auch noch gestochen." Seit der Zeit geht mein Hund jeden Abend, nachdem er sich entleert hat, zu dem Busch und schubbert sein Fell.

Will der Kristall vielleicht wieder ins Haus? Nein, auch wenn schon viele Jahre vergangen sind, der Schreck sitzt noch immer in meinen Knochen.

Eine Woche später war ich auf einem Fest in der Nachbarstadt, der etwa vier Kilometer entfernt liegenden verträumten Inselstadt. Bei einem Stand mit Steinen und Räucherwerk blieb ich stehen. Ein Rosenquarz zog mich an, aber ich konnte mich nicht entschließen, ihn zu kaufen. Mein Blick richtete sich immer wieder auf ihn. Die Frau am Stand im mittleren Alter, gepflegte naturbelassene Garderobe, sah mich an und meinte: „Sie lehnen die Steine ab".

Konnte das sein? Mit dieser Bemerkung besah ich mir die Ereignisse der letzten Wochen. Das Rosenquarzherz, das ich gekauft hatte, habe ich einem kleinen Mädchen, das Angst hatte, als Glücksstein geschenkt.

Immer wenn die Kinder im Kindergarten sie ärgerten, sollte sie ganz fest an diesen Stein denken und glauben, dass eigentlich alle sie lieben. Wir hatten in einer Behandlung ihre Ängste gelöscht, und der Ausschlag ging weg.

Das Tigeraugen-Herz erhielt ein kleiner Junge und den Rosenquarzstab meine Freundin. Warum wollte ich die Steine immer loswerden, oder wollten die Steine nicht zu mir? Eine Frage, die ich mir auch heute noch nicht beantworten kann. Oder hatte ich Angst, eine tiefe innere

Angst vor den Steinen wegen meinem schlechten Gewissen aus der Vergangenheit?

Heute liegt das weit zurück. Ich arbeite mit Kristallen, sie sind meine Freunde. Und ich habe kein Bedürfnis mehr, sie loszuwerden.

Aber ich glaube, wir sollten nicht alles wissen, denn Wissen kann uns auch belasten und uns hindern, unseren Weg hier und heute im Jetzt zu gehen und neue schöne Erfahrungen zu machen.

Wir brauchen Euch

Der Mensch plant, und es kommt doch anders.

Wie oft hatte ich für einen Gruppenabend mir im Vorfeld einen Plan zurechtgelegt, und dann kam es wieder anders.

Diesmal wollten wir zu den Wesen reisen, tief im Berg, bei denen wir schon einmal waren. Wir gingen wieder in den Wald, fanden den Weg in den Berg, kamen zu dem Raum mit den Stühlen und dann? Der Raum war leer, es war keiner da.

Mit einmal betrat ein Wesen den Raum, es sprach nicht mit dem Mund, wir hatten aber alle gleichzeitig die Worte im Kopf: „Es ist an der Zeit, dass Ihr helft, wir brauchen Euch." Es gab keinen Rückweg, wir waren schlagartig wieder im Hier und Jetzt und schauten uns verwundert an. Jeder hatte es im Kopf gehört.

Wem sollten wir helfen? Mit einmal war es, als ob sich die Temperatur im Raum schlagartig abkühlte. Und Kathlen und ich nahmen schemenhaft Gestalten wahr, die sich dicht an dicht um uns drängten. Da verstand ich, was gemeint war, wir sollten den Seelen helfen, den Weg zum Licht zu finden. Wie helfen? Wir bildeten einen Kreis. Alle streckten ihre Hände mit aufgerichteten Handflächen in die

Mitte. Wir atmeten ein und sendeten beim Ausatmen die Energie über unsere Handflächen in die Mitte des Raumes.

Wir stellten uns vor, dass eine Lichtsäule von der Erde in den Himmel entstand und gaben dieser Säule Energie. Mit einmal sagte Kathlen, sie sähe Engel, die in der Säule rühren und sie so in Bewegung versetzten.

Auf einmal spürte ich einen Luftzug an mir vorbei in die Mitte zur Säule hin und noch einen und noch einen. Den anderen ging es genauso. Es war anstrengend, die Energie so lange zu halten. Aber keiner gab auf. Jeder von uns spürte diese Luftzüge, hatte das Gefühl etwas ging vorbei an ihm in die Mitte.

Mit einmal stieg die Temperatur im Raum wieder. Die Seelen waren alle gegangen.

Reise zur Quelle

Bei der Reinigungsmeditation führe ich die Gruppe nach einer Erhöhung der Schwingung durch eine Lichtmeditation zum Kern der Erde und dann zur Quelle. Etwas, was wir im Zusammenhang mit anderen Meditationen schon sehr oft gemacht hatten.

Vom Herzen aus gehen wir mit unserer Energie entlang der Wirbelsäule raus aus unserem Körper in Richtung Erde.

Wir durchdringen die einzelnen Schichten des Gesteins und kommen zum warmen Kern der Erde. Dort nehmen wir etwas Energie in unsere rechte Hand. Und tun dies in unserer Vorstellung real. Mit dieser Energie in der Hand gehen wir durch die einzelnen Erdschichten zurück in unseren Körper. Gehen mit der Energie die Wirbelsäule entlang aus unserem Scheitel raus.

Wir verlassen unseren Körper, unser Haus, sehen die Erde unter uns immer kleiner werden und fliegen durch das Universum in Richtung Quelle, mit der wir uns verbinden. Bisher geschah dies immer problemlos, bis jetzt.

Als ich mit der Gruppe durchs Universum flog, war da ein Gebilde, das uns den Weg versperrte. Ich konnte nicht erkennen, was es war. Es war groß, hatte eine etwa kugelförmige Form, erinnerte an ein Raumschiff und war genau in unserem Weg.

Ich umflog es. Wir verbanden uns mit der Quelle, wurden eins und machten uns auf den Rückweg.

Mit einmal durchflutete mich die Empfindung der Gefahr. Es war, als wenn uns etwas wo reinziehen wollte.

Ich sah, dass die Energie der Einzelnen aus der Gruppe nicht ausreicht, um dem Sog zu widerstehen. Die Gruppe wurde auseinandergezogen, sie löste sich auf. Mit meiner Kraft zog ich alle wieder ran zu mir und bildete instinktiv mit ihren Fäden, die sie von der Quelle aus hinter sich herzogen, eine Kugel. Der Sog ließ uns los. Die Kugel wirkte wie ein Käfig, auf den die Anziehungskräfte des Fremden nicht wirkten. Wir kamen unbeschadet wieder zurück zur Erde. Die Gruppe hatte von den Problemen nichts mitbekommen.

Was war das? Ich habe bis heute keine Antwort gefunden. Wurde aber vorsichtiger.

Aufgaben annehmen, oder der Zwang des Unbekannten

Mit einmal musste ich an die Bibel denken, wollte da nicht auch einer nicht predigen, fuhr mit dem Schiff weg, wurde von einem Wal verschluckt und dann dort wieder ausgespuckt, wo er hin sollte, zum Predigen.

Wenn etwas vorgesehen ist, dann können wir nicht weglaufen. Wir können es nur annehmen, denn jeder Kampf verursacht nur Leid, man kann es nicht verhindern.

Ich weiß, wovon ich rede.

Ich hatte nachts Bilder, Visionen, mit denen ich oft nichts anfangen konnte.

Mal sah ich Ereignisse aus der Vergangenheit als Zuschauer, als ob ich da gewesen bin. Mal sah ich Bilder aus der Zukunft, die sich dann meistens in zirka sechs Wochen ereigneten. Einige Bilder forderten mich auf zum Handeln. So stand ich nachts auf, sah die Kirche in Rostock, in der ich getauft wurde und die ich seitdem nicht mehr betreten hatte.

Materialistisch erzogen, hatte ich mit der Kirche wirklich nichts am Hut.

Und schrieb auf einen Zettel: „Wenn dereinst eine weise Frau und eine Priesterin das Lied der Liebe singen, wird der Bann von der Kirche springen." Danach legte ich mich wieder ins Bett und schlief weiter.

Was damit tun?

Die nächsten Wochen sah ich nach und nach immer kurze Teile von Ereignissen, die zu dem Fluch geführt hatten. Eine junge Frau wollte vom Priester nichts wissen, er brachte die Bevölkerung gegen sie auf, und sie wurde des Bösen bezichtigt und erschlagen. Ihre Mutter sprach den Bann voller Wut und Hass. Sie war von da an wie ihr Fluch an die Kirche gebunden.

Das erklären sie mal einem Pastor. Ich bin verrückt. Ich habe zwei Straßen weiter ein Beratungsbüro, wenn das jemand von mir hört, kommt doch keiner mehr zu mir. Also negiert.

Die Kirche hatte ich seit meiner Taufe nicht betreten. Als ich eines Mittwochabends die Kirche betrat, spürte ich eine starke bedrückende Energie. Seelen fanden den Weg zum Licht nicht. Ich setzte mich hin und begann, Lichtsäulen zu visualisieren mit einer Drehbewegung nach oben. Die ersten gingen. Dann kam ich jeden Mittwochabend und setzte die Arbeit fort. Die Energie wurde heller. Jeden Tag kamen die Gedanken-Bilder wieder. Ich sah die Zeremonie. Wenn ich nach Rostock ins Büro fuhr, fand ich einen Parkplatz nur noch vor der Kirche. Mir reichte es, was tun? Ich fing an, abends viel zu essen, Rotwein zu trinken. Dadurch nahm ich nachts nichts mehr wahr, konnte aber schlafen. Mein Gewicht erhöhte sich zusehends.

Dann hatte ich genug, ich ging zum Pastor. Er sah mich an, als ob ich vom anderen Stern käme und fragte mich, ob ich ein Sendungsbewusstsein hätte. Nein, schrie es in mir, ich wollte das nur endlich los werden. Den Gesang aus meinem Kopf rausbekommen. Ich gab die Verantwortung an ihn ab. Nur lief es nicht ganz so, wie ich dachte. Die Kirche ließ mich nicht los. Jeden Mittwoch muss ich hin. Nur wenige besuchen die Kirche, die in der Woche nur mittwochs und am Wochenende geöffnet ist.

Der Pastor war krank und wurde von einem anderen ersetzt.

Als ich den neuen Pastor sah, stand er so, dass ich nur einen grauen Fleck und kein Gesicht erkennen konnte. Er hatte kein Gesicht, und es fehlte ihm der Glaube. Wer lässt Kirchenlieder auf Englisch singen, wenn von den sechs Anwesenden vier über 70 Jahre sind. Er verstand die Menschen nicht. Als seine Ausführungen eines Mittwochs total daneben gingen und eine ältere Frau zu weinen anfing, reichte es. Ich stellte ihn zur Rede und konnte nicht umhin zu sagen, dass ich in ihm keinen Glauben sehe. Danach betrat ich die Kirche lange nicht mehr.

Ich wurde erst wieder in die Kirche geführt an dem Tag, an dem er ging. An diesem Tag war wieder nur ein Parkplatz – und zwar der vor der Kirche – frei und die Kirchentür offen.

Ich ging rein und musste hören, wie er sich für das Aussehen seiner Gemeinde (die bemalten Wände in den umliegenden Straßen) vor einem anderen Pfarrer entschuldigte, sich für seine Gemeinde schämte und froh war, weg zu kommen. Nur vier Gemeindemitglieder waren zu seiner Verabschiedung gekommen.

Es war gut, dass er ging.

„Wenn dereinst eine weise Frau und eine Priesterin gemeinsam das Lied des Lebens singen, wird der Bann von der Kirche springen.“

Das Geheimnis der Kathedrale von Chartres

Vor Jahren wollte ich mit dem Zug fahren, ich weiß heute nicht mehr wohin.

In der Buchhandlung im Bahnhofsgebäude suchte ich eine leichte Lektüre und griff in der Eile nach dem erstbesten Buch, das wie ein Roman aussah:

Das Geheimnis der Kathedrale von Chartres.

Mein dummes Gesicht könnt Ihr euch gar nicht vorstellen, als ich im Zug feststellte, dass das Buch kein Krimi war, sondern vom Bau einer Kathedrale in der Nähe von Paris berichtete. Dafür hatte ich in dem Moment kein Interesse.

Zehn Jahre später hatte ich das Buch wieder in der Hand.

Ich weiß nicht, wie es die drei Umzüge überstehen konnte, ohne abhanden zu kommen.

Nur jetzt sah ich es anders. Es erzählte von uraltem Wissen der Druiden, war ein Fundus, der schier

unerschöpflich schien, ein Mix von Informationen aus allen
Bereichen wie Physik, Musik, Geometrie und dem
mathematischen Verständnis.

Die Mathematik ist eine meiner Lieblingsdisziplinen, und
ich las es unter einem anderen Blickwinkel.

Zum ersten Mal hörte ich von der in Formen enthaltenen
Kraft, Erdstrahlen, Verwerfungen – und war fasziniert.

Die Kathedrale in Chartres (Frankreich) wurde dereinst auf
dem Hauptheiligtum der Druiden – der Verehrung der
Jungfrau, die gebären wird – gebaut. Sie hat mehrere
Brände überstanden. Auf den Ruinen des zerstörten
Gemäuers hat man immer wieder ein neues platziert, nur
fertiggestellt wurde die Kathedrale nie. Errichtet von den
Templern nicht nur als ein kirchlicher Bau, sondern als ein
Bau zur Entwicklung des Menschen. Ich wusste, wenn
mein Job und der Geldbeutel es zulassen, werde ich
dorthin fahren.

Und jetzt bin ich da.

Schon von weitem war die Kathedrale auf dem flachen
Land zu sehen. Majestätisch liegt sie, umgeben von
fruchtbaren Feldern, und ihre beiden Türme strecken sich
wie Hände in den Himmel. Wenn die Gläubigen nach
langer Pilgerfahrt nach Chartres kamen, muss dieser
Anblick überwältigend für sie gewesen sein. Doch sie
betraten die Kathedrale nicht durch eines der drei
Eingangsportale, sondern mussten zuerst in eine Krypta
absteigen.

Die Krypta windet sich wie eine Schlange im Untergrund im
Schoße der Mutter Erde. Das hohe Gewölbe ist mit
Wandmalereien versehen, die im Zuge der Jahrhunderte
verblassten. Der Weg führt vorbei an dem Hauptheiligtum,
der Jungfrau mit einem Kind, vorbei an dem alten Brunnen.

Und dann durch die Krypta – wie aus dem Mutterleib aufsteigend ans Licht.

Ein Meer von Licht und Farben erwartete die Pilger dann, eine Schönheit und Erhabenheit in Stein, Glas, Glanz und Leuchten. So muss der Himmel sein.

Im Boden ist ein Labyrinth eingelassen, dessen Ausgang zum Altar führt.

Bei der Begehung dieses Labyrinthes erfolgt nun etwas Seltsames. Messungen ergaben, dass der Bovis-Wert (kennzeichnet den Öffnungsgrad der Zellen) der Menschen auf null gebracht wird und sich beim Verlassen des Labyrinthes in Richtung Altar auf einen Bovis-Wert von 15000 erhöht. Eine Zahl, die weit über dem Eingangswert (6000-7000 Bovis-Einheiten durchschnittlich beim Menschen) liegt.

Also ein Objekt zur Entwicklung des Menschen? Verehrt wurde hier die Jungfrau, die gebären wird, lange vor der Zeit der Marienverehrung.

Ein alter Glaube, in dessen Mittelpunkt die Göttin mit dem Kind stand. Als einzige Kathedrale ist diese baulich auf den Mond ausgerichtet, auf den weiblichen Aspekt der Schöpfung.

Mich haben einige Figuren besonders bewegt. Am Westportal war es im linken Eingang eine Frau, die mit Liebe einen Drachen bändigte. Mit Liebe und nicht mit dem Schwert, wie der Drachentöter.

Maria warf ein geöffnetes Buch – Symbol für Wissen – auf die Erde. (In Notre-Dame in Paris sah ich dieselbe Szene, aber das Buch hielt ihr Kind, und es war nicht geöffnet).

Am Nordportal ein Heiliger: Eine Figur, ein Schaf auf dem Arm haltend, stand da liebevoll auf einem Drachen als Symbol für altes Wissen. Der Drache wirkte nicht besiegt, wie man uns sagte, sondern spannte seinen Rücken, um den Mann zu tragen. Er blickte neugierig, gespannt – aber nicht unterdrückt – zu ihm auf.

An der Südseite der Kathedrale war eine Harfe spielender Esel dargestellt. Wenn man weiß, dass der Esel für die Druiden stand, erkennt man den Zusammenhang. Altes Wissen ist die Basis für die Entwicklung. Wir bauen wie bei dem Fundament einer Kathedrale in unserer Entwicklung darauf auf, werden davon getragen und geschützt.

Die Kathedrale ist wie ein Musikinstrument zu sehen, die Simse sind in denselben Abständen wie die Tonleiter aufgebaut. Man muss nur verstehen, auf dem Instrument, das die Kathedrale darstellt, zu spielen, um das Bewusstsein der Menschen zu erhöhen.

Die zwei Türme erinnerten mich an die Anschaltstellung der IS-Rune, die für den Menschen steht. Beide Arme zum Himmel erheben und den Ton IIIIIIISSSSSSSSSSS intoniert. *„Ich-bewusst schalte ich mich ein in den Urweltenwillensstrom. Schwingend im Urweltenwillensstrom bin ich eins mit seinem Willen"*

Es sieht aus wie ein Schalter, der umgelegt wird. Das Südportal schützten ein Esel- und ein Drachenkopf: die Druiden und das alte Wissen.

Die vier Winde umspielten die Kathedrale, als wollten sie sie schützen, reinigen von allen negativen Einflüssen.

In der Krypta berührte mich eine Deckenmalerei besonders. Es war eine Hand, die von oben kam (die Handfläche zeigte nach unten) und von der Sonne, dem Mond und den Sternen flankiert wurde. Automatisch stellte ich mir vor, dass ich meine Hand auf diese Hand legte und sagte:

„Über Raum und Zeit gewandt, reich ich euch die Hand".

Dieser Satz wiederholte sich in meinem Gehirn automatisch. Ich fühlte mich der Kathedrale auf eine eigenwillige, aber sehr persönliche Art verbunden.

In der Krypta waren modern gestaltete Kreuze gegenüber den Fenstern im Innenbereich aufgestellt.

Ich halte wenig von stilisierten Abbildungen, aber bei einem Kreuz musste ich stehen bleiben. Es war aus durchsichtigem Glas und zeigte nur andeutungsweise eine blaue, fast durchsichtige Gestalt. Die Umrisse kamen mir sehr bekannt vor. Vor einigen Monaten hatte ich als Lehrling der Runenkunst Unsinn getrieben und den Geist der Feuer-Rune in ein Lagerfeuer gerufen. Die Gestalt glich der Abbildung. Der Versuch, dieses Kreuz zu fotografieren, schlug fehl, es war nur eine Vielzahl von Lichtpunkten erkennbar.

Unter der Krypta lag noch eine viel ältere Krypta. Es war ein besonderes Privileg, dass wir diese Krypta betreten durften. Ich stand ebenerdig, hörte den Erläuterungen zu und hatte mit einmal das Gefühl, geschubst zu werden – ohne, dass eine Person in meiner Nähe war. Ich stolperte aus dem Stand.

Mir war etwas eigenartig zumute, besonders wenn ich mich daran erinnerte, dass – als ich die Kathedrale durch das Südportal betreten wollte – sich meine Hose in der Schwelle verfing. Ich musste mich erst befreien. Wollte mich irgendetwas am Eintreten hindern?

Das Labyrinth kann in der Woche nur am Freitag begangen werden. An anderen Tagen stehen Stuhlgruppen auf dem Labyrinth. Wir hatten als Gruppe das einmalige Erlebnis, das Labyrinth abends in aller Stille mit Kerzenschein und herrlichem Gesang begehen zu dürfen.

Nachmittags besichtigten wir die Innenstadt und kamen mit einer Pastorin, die zu uns gehörte, ins Gespräch. Es war eine junge Frau, die mehrere evangelische Einrichtungen betreute und viel mit dem Sterben zu tun hatte. Ich bewunderte sie. Am Abend vor der Labyrinth-Begehung saß ich mit ihr zusammen. Sie betreute mehrere Kliniken, machte aber keinen glücklichen Eindruck. Sie hatte alles, was sie seit ihrer Jugend wollte, war aber unzufrieden. Ich sah mir ihr Energiefeld an. Als ich ihr sagte, dass sie nicht glaube, da brachen Tränen aus ihr hervor.

Sie hatte den Weg nur aus Trotz ihren Eltern gegenüber gewählt, als Ausbruch aus einer katholischen Erziehung.

Das Labyrinth sollte ihr dieses sehr deutlich zeigen. Es war Abend, der Tag war einfach schön gewesen, und wir betraten lachend und leise singend die Kathedrale. Das Labyrinth war von Stühlen befreit. Kerzen umgaben es, und bei herrlicher Musik betrat einer nach dem anderen von uns das Labyrinth und ging seinen Weg. Da jeder Mensch seinen Entwicklungsweg hat, muss die Kathedrale auf jeden Menschen anders wirken.

Einige blieben stehen, schienen zu stolpern. Das Labyrinth zeigte Wirkung. Einer sah zum Beispiel während der Labyrinth Begehung eine dunkle Erscheinung, die ihn zwang, stehen zu bleiben. Anderen fielen Ereignisse aus ihrem Leben ein, die sie vergessen glaubten, die sie aber nur verdrängt hatten…

Eine Frau brach zusammen. Schnell bildete sich eine Gruppe, wir halfen ihr.

Ich reinigte ihre Energiekreise, stellte den Energiefluss wieder her. Ihre Energiekreise waren blockiert, weil zu viele schmerzhafte Erinnerungen hochkamen – es ging ihr gleich besser.

Anders unsere junge Pastorin, sie stand nach der Begehung weinend vor der Kathedrale und schrie: *„Ich will leben". Sie* weinte und war nicht zu beruhigen. Das Labyrinth hatte ihr Innerstes berührt. Sie begann, ihr Leben zu überdenken. Jahre später erhielt ich Post von ihr. Sie war weiterhin für die Kirche tätig, hatte eine Lebenspartnerin und ihren Platz gefunden. Sie war glücklich.

Sind es unsere eigenen Ängste, Wünsche, Hoffnungen, unser eigenes inneres Wesen, in das wir schauen, das uns hier bewusst wird?

Kann es sein, dass wir aufgrund der Reizüberflutung der heutigen Zeit nicht mehr aufnahmefähig genug für die Natur, für die Schwingungen unserer Umwelt sind?

Ich bewundere das Wissen, das Können und den Mut der Menschen, die dieses Bauwerk schufen.

Sei es die Glasgestaltung, die wir heute nicht mehr zustande bringen. Sei es das Wissen über den goldenen Schnitt, die heilige Geometrie, die sich hier verewigte.

In keiner Kirche oder Kathedrale sah ich so viele Bücher in den Händen der Statuen dargestellt. Wissen, das es gilt, auf die Erde zurückzubringen.

In der ersten Nacht hatte ich vor dem Einschlafen eine Vision. Ich sah ein Buch, von der linken Seite ausgehend, war es mit zwei breiten Metallbeschlägen versehen. Ich konnte nicht anders, ich begann dieses Buch zu suchen, jede Darstellung verglich ich mit meiner Vision. Ich fand es auch am 7. Tag in Chartres nicht.

Als ich nach unserer Abreise noch einen Tag in Paris war, fuhren wir mit einem der Stadt-TOUR-Busse an Notre-Dame vorbei. Im Vorbeifahren fiel mein Blick auf ein Buch aus Stein. Ich machte die Rundfahrt noch einmal und stieg an der Kathedrale aus. Ich hatte mich nicht verguckt. Das Buch, das ich in meinen Gedanken sah, hielt eine Frauengestalt im rechten Eingangsbogen in der Hand. Das Buch war geschlossen.

Als ich meine Stadtrundfahrt fortsetzte, wusste ich auf
einmal: Ich suchte ein Buch. Doch das Buch war in mir,
das Buch über den Zusammenhang alten Wissens in
unserer modernen Welt. Ein Wissen, das wieder
Verbreitung finden muss in allen Bereichen unseres
Lebens. Und so begann ich, das Buch zu schreiben…

Literatur- und Quellenverzeichnis

(1) Die Urfeld Forschungen, David Wilcock, Kopp Verlag, 2012

(2) Visuelle Magie, Jan Fries, Verlag Michael Sperlhofer, Bad Ischl, 2011

(3) Das Geheimnis der Runen, Guido List, Verlag EDITION Geheimes Wissen, Graz, 2007

(4) Die vier Einsichten, Alberto Villoldo, Goldmann Verlag München, 2008

(5) Runenmagie, Heiko Weppner, Goldrune Verlag, 2013

(6) Kristallheilung, Inge Schubert, Mankau Verlag GmbH, Murnau a. Staffelsee, 2011

(7) Der Weg des Schamanen, Michael Harner, Wilhelm Heyne Verlag, München, 2013

(8) Die Heilige Geometrie der platonischen Körper, Jeanne Ruland, Gudrun Ferenz, Schirner Verlag, Darmstadt, 2010

(9) Yoga als Weg zur ewigen Jugend, Peryt Shou, Edition Geheimes Wissen, Graz, 2008

(10) Die Macht der vier Winde, Alberto Villoldo, Goldberg Verlag, München, 2009

(11) Hermetische Heilmethoden, Johannes H. von Hohenstätten, Christof Uiberreiter Verlag, Norderstedt, 2011

(12) Aura Chirurgie, Gerhard Klügl & Thom Fritz, Wilhelm Goldmann Verlag, München, 2022

(13) Konzentration und Wille, Peryt Shou, M. Munteanu EDITION Geheimes Wissen, 2005

(14) Übung und Macht der Gedankenkonzentration, Johann Baptist Wiedenmann, Edition Geheimes Wissen, Graz, 2007

(15) Wie werde ich hellsehend? Johan Baptist Wiedemann, Edition Geheimes Wissen, Graz, 2007

(16) Schauungen, Peryt Shou, M. Munteanu EDITION Geheimes Wissen, 2005

(17) Erleuchtung ist in uns, Alberto Villoldo, Verlagsgruppe Random House GmbH, München, 2010

(18) In Resonanz mit der Natur, Hans Andeweg, Michaels Verlag, Peiting, 2000

(19) Runenschrift, Runenwort, Runengymnastik, Friedrich Bernhard Marby, Spith-Verlag, Potsdam, 1987

(20) Energiearbeit mit Aura und Chakras, Ursula Georgii, Neue Erde Verlag GmbH, Saarbrücken, 2002

(21) Runen-Qi-Gong, Norbert Paul, Verlag Zeitenwende, Radeberg, 2011

(22) Spirituelles Heilen, Dr. Diethard Stelzl, Schirner Verlag, Darmstadt, 2010

(23) Kosmische Symbole, Dr. Diethard Stelzl, Schirner Verlag, Darmstadt, 2008

(24) Gesundheit in unseren Händen, Kim da Silva, Bassermann Verlag, München, 2016

(25) Medizin zum Aufmalen, Petra Neumayer, Roswitha Stark, R. Mankau Verlag, Murnau a. Staffelsee, 2008

(26) Das erleuchtete Gehirn, Alberto Villoldo, Goldberg Verlag, München, 2011

(27) Hermetische Aufsätze über wahre Runenmagie, Franz Bardon, Christof Uiberreiter Verlag, Norderstedt, 2011

(28) Neue Homöopathie nach Dr. Körbler Tagungsband zur 8. Körbler Tagung, Ehlers Verlag GmbH, Wolfratshausen, 2006

(29) 6. Körbler Tagung, Ehlers Verlag GmbH, Wolfratshausen, 2003

(30) faktor-L Neue Medizin 3 Das Methoden ABC, Monika Berger-Lenz, Christopher Ray, Berger-Lenz Verlag, Görlitz, 2007

(31) Runenexerzitien für Jedermann, Karl Spiesberger, Hermann Bauer Verlag, Freiburg im Breisgau,1958

(32) Die Wiederkehr der Kristall-Lehre, Thomas Ralph, Cornelia Goethe Literaturverlag, Frankfurt am Main, 2006

(33) Die Geistes-Waffe des nordischen Menschen, Peryt Shou, M. Munteanu, EDITION Geheimes Wissen, 2008

(34) Das Mysterium der Zentralsonne, Peryt Shou, M. Munteanu EDITION Geheimes Wissen, 2005

(35) Das Gesetz des Logos, Peryt Shou, M. Munteanu EDITION Geheimes Wissen, 2005

(36) Magische Einweihung, Karl Spiesberger, Verlag Richard Schikowski, Berlin, 1976

(37) Die 3 Schwäne, Das Sonnenlied, F.B.Marby, Spieth Verlag

Weiterführende Internetseiten

www.wikipedia.de
www.ich-habe-auch-angst.de
www.jin-shin-jyutsu-augsburg.de